YOGA

SCHLANK, ENTSPANNT UND SEXY

Aus dem
Amerikanischen
übersetzt von
Sabine Schlimm

Tara Stiles
YOGA

Women'sHealth

SCHLANK, ENTSPANNT UND SEXY

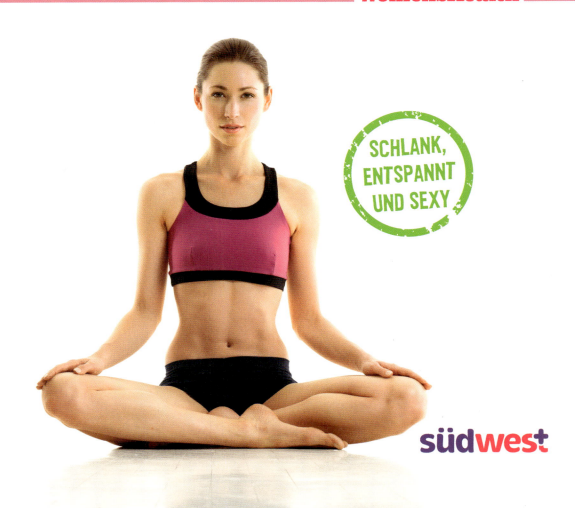

südwest

Für meine Großmütter
Gray und Richardson, die mich
täglich inspirieren.

Und für Molly und Abby.
Ich hoffe, eines Tages werde
ich euch inspirieren.

Inhalt

EINFÜHRUNG *6*

Kapitel 01

In 15 Minuten zum neuen Ich: schlanker, gelassener, sexy

Hier geht's los *10*

Kapitel 02

Her mit dem Yoga-High!

Drei Yogaprinzipien – und wie du sie nutzt, um dein Leben umzukrempeln *18*

Kapitel 03

Die Asanas

Der erste Schritt zum Wohlbefinden *34*

Kapitel 04

Schlank durch Yoga

Das Geheimnis des Abnehmens *154*

Kapitel 05

Gelassenheit durch Yoga

Für mehr Om im Leben *176*

Kapitel 06

Sexy Yoga

Von der Matte ins Bett mit Übungen, die sexy machen *192*

Kapitel 07

Yoga für die Fitness

Weniger Fett, mehr Muskeln – hier kommt der sexy Yoga-Body! *204*

Kapitel 08

Yoga für tolles Aussehen

Bring dich selbst zum Strahlen *220*

Kapitel 09

Yoga für die Gesundheit

Wer will sich schon krank ins Bett legen? *234*

ANHANG *262*

EINFÜHRUNG

Schlank. Entspannt. Sexy. Wäre es nicht toll, sich dauerhaft so zu fühlen?

Leider sieht die Realität anders aus: Wir sind zu gestresst und müde, um zu tun, was für dieses Grundgefühl nötig wäre: gesund essen, Sport treiben, tief durchatmen. All das kommt in unserer hektischen Welt viel zu kurz. Und genau diese Hektik führt dann dazu, dass wir immer tiefer in den Teufelskreis aus Stress, Erschöpfung, Gewichtszunahme, Sorgen und Frust geraten. Schlank, entspannt, sexy? Schön wär's.

Du kennst das? Dann atme jetzt erst einmal tief durch. Denn hier kommt die gute Nachricht: Es gibt tatsächlich etwas, das du tun kannst, um eine schlanke, entspannte, sexy Ausstrahlung zu bekommen, und es kostet dich lediglich eine Viertelstunde täglich. Was ich dir hier vorstellen möchte, ist eine vollkommen neue Art, die uralte Kunst des Yoga für die eigenen Ziele einzusetzen. Dass die Methode funktioniert, ist erwiesen.

In diesem Buch zeige ich dir, wie du all die kleinen Alltagsnervereien durch nur 15 tägliche Minuten entschärfen kannst, indem du sie mit dem richtigen Fokus betrachtest: den schmerzenden Rücken, die hämmernden Kopfschmerzen, den knurrenden Magen, sogar die nörgelnde Chefin. Mit meiner Methode setze ich die heilsame Wirkung von Yoga absolut zielgerichtet ein, um genau die Dinge zu verändern, die wehtun, die stressen, die traurig machen. Und das kostet kaum mehr Zeit, als man braucht, um sich die Haare zu waschen und zu föhnen.

Natürlich hat es einen Grund, weshalb ich so fest an diese 15-Minuten-Yoga-Einheiten glaube: Ich weiß nämlich genau, wie es sich anfühlt, so gestresst, abgehetzt und erschöpft zu sein, dass ein schlankes, entspanntes, sexy Selbstgefühl in unerreichbare Ferne gerückt scheint. Geändert hat sich das erst durch Yoga. Und das kam so:

Ich bin auf dem Land in Illinois aufgewachsen. Weil es dort kaum Kinder gab, mit denen ich spielen konnte, musste ich mich selbst beschäftigen. Oft kletterte ich auf einen Baum, wo ich einfach dasaß,

nachdachte, atmete und versunken die Natur um mich herum betrachtete. Heute glaube ich, dass ich damals die ersten Erfahrungen mit Meditation sammelte. Mit Yoga kam ich allerdings erst später in Berührung: als Teenager, als ich mit intensivem Balletttraining anfing. Dazu gehörte einmal in der Woche eine Übungsstunde, in der sich ein Yogalehrer gelassen vor unsere Gruppe setzte und uns ruhig durch verschiedene Haltungen (Asanas) und Meditationen leitete, um unsere auf Hochspannung getrimmten Körper zu lockern. Obwohl ich unglaublich gerne Ballett machte, fühlte ich mich beim Yoga deutlich lebendiger als bei den endlosen Pliés an der Stange: genauso geborgen und in mir ruhend wie als Kind auf den Bäumen. Ich fühlte mich zu Hause.

Die Geschichte wäre natürlich ein bisschen zu einfach, wenn ich jetzt berichten könnte, dass ich mit dem Yoga meine Berufung entdeckt hätte und fortan glücklich gewesen wäre. Leider führen die Wege im wahren Leben selten so schnurgerade ans Ziel, und oft ist es schwer, eine einmal eingeschlagene Bahn wieder zu verlassen.

Ich hatte mich früh für klassisches Ballett entschieden. Schon als kleines Mädchen wollte ich Ballerina werden, und meine angeborene Begabung verhalf mir anfangs auch zum Erfolg – bis ich feststellen musste, dass hinter den Kulissen einer Ballettbühne ein harter Konkurrenzkampf herrscht. Als ich im Alter von zehn Jahren mit dem professionellen Training anfing, sah ich mich auf einmal umgeben von Mädchen, die bereits deutlich weiter ausgebildet waren. Ich musste mich doppelt anstrengen, um ihren Vorsprung aufzuholen, und es fiel mir schwer, mich nicht ständig mit den anderen zu vergleichen. Mein Selbstbewusstsein schwand dahin. Im Laufe der Jahre verwandelte ich mich von einem fröhlichen, natürlichen Kind in eine unsichere junge Erwachsene, die verzweifelt versuchte, anderen zu gefallen. Hinzu kam, dass ich mit einer Größe von 1,75 Metern alle meine Tanzpartner deutlich überragte. Unter den zierlichen Mädchen im Ballett fühlte ich mich wie ein riesiges, plumpes Monster. Ich fing an, meinen Körper zu hassen, und meine Zweifel an meinem Talent wuchsen immer weiter.

Immerhin für eins war meine Körpergröße gut: Auf der Bühne war ich nicht zu übersehen. Dort fiel ich einem Fotografen aus Chicago auf, der mit mir ein vom Ballett inspiriertes Modeshooting machte und die Bilder einem Agenten zeigte. So kam es, dass mich die Modelagentur Aria (heute Ford) unter Vertrag nahm. Ich modelte für Zeitschriften und trat in Fernsehspots auf, und im Sommer 2000 hängte ich schließlich die Ballettschuhe an den Nagel und zog nach New York, um hauptberuflich als Model zu arbeiten. Meinem Selbstbewusstsein nützte das allerdings wenig.

Versteh mich nicht falsch: Natürlich ist es so etwas wie ein Sechser im Lotto, mit einem Modelvertrag in der Tasche in New York zu wohnen, und diese Phase meines Lebens war definitiv aufregend und voller Glamour. Aber je weiter das Yoga vor lauter Terminen und Fotoshootings in den Hintergrund rückte, desto heftiger litt ich unter meinem Mangel an Selbstwertgefühl. Ich fühlte mich verloren. Da saß ich, mehr als 1000 Kilometer von meiner Familie entfernt, und versuchte in der Modebranche zu überleben, wo Karrieren eher einer Achterbahn gleichen. Für meinen Job musste ich schlank, entspannt und sexy sein – aber ich fühlte mich alles andere als das, nämlich fehl am Platze, unverstanden und innerlich leer.

Doch eines Tages, etliche Jahre nach meinem Umzug nach New York, kam mir so etwas wie die Erleuchtung. Mein Terminplan war so vollgestopft mit eng getakteten, langen Shootings, dass ich vor Erschöpfung am liebsten in Tränen ausgebrochen wäre. Mir wurde klar, dass ich so weder weitermachen konnte noch wollte. Mein Beruf gab mir nichts, und er besaß für mich auch keinen wirklichen Wert. Das, was ich in den Baumkronen und meditierend auf meiner Yogamatte erfahren hatte, bedeutete mir viel mehr. In diesem Moment fragte ich mich zum ersten Mal, ob Yoga nicht der Weg zurück zu mir selbst sein könnte.

Natürlich änderte sich nicht alles plötzlich über Nacht. Aber nachdem ich Yoga wieder einen wichtigen Platz in meinem Leben eingeräumt hatte, fühlte ich mich bald wieder lebendig. Die Übungen erinnerten mich physisch daran, wie gut sich mein Körper anfühlen konnte, und der meditative Aspekt hatte ganz ähnliche Effekte für meinen Kopf. Durch Yoga gelang es mir, Körper und Geist in Einklang zu bringen. Ich spürte wieder genauso intuitiv wie als Kind, was mir guttat. Diese Fähigkeit war mir zwischendurch verloren gegangen, aber sobald ich wieder regelmäßig Yoga machte, wusste ich, wie der Weg zu einem gesunden, zufriedenen Leben aussah.

In den letzten zehn Jahren habe ich versucht, die verlorene Zeit wieder wettzumachen, indem ich mich mit den Lehren von Persönlichkeiten wie Paramahansa Yogananda, Krishna Das, Ram Dass, Dharma Mittra und anderen beschäftigt habe. Noch immer lerne ich ständig dazu, sowohl durch die eigene Yoga- und Meditationserfahrung als auch durch die Weisheiten anderer Lehrer. Hin und wieder arbeite ich noch als Model, aber vor allem helfe ich anderen: In meinem Studio Strala in New York bringe ich erfolgreichen, hart arbeitenden Menschen bei, wie sie sich durch Yoga schlank, entspannt und sexy fühlen können. Und genau das will ich auch dir beibringen.

KAPITEL 01

In 15 Minuten zum neuen Ich: schlanker, gelassener, sexy

Hier geht's los

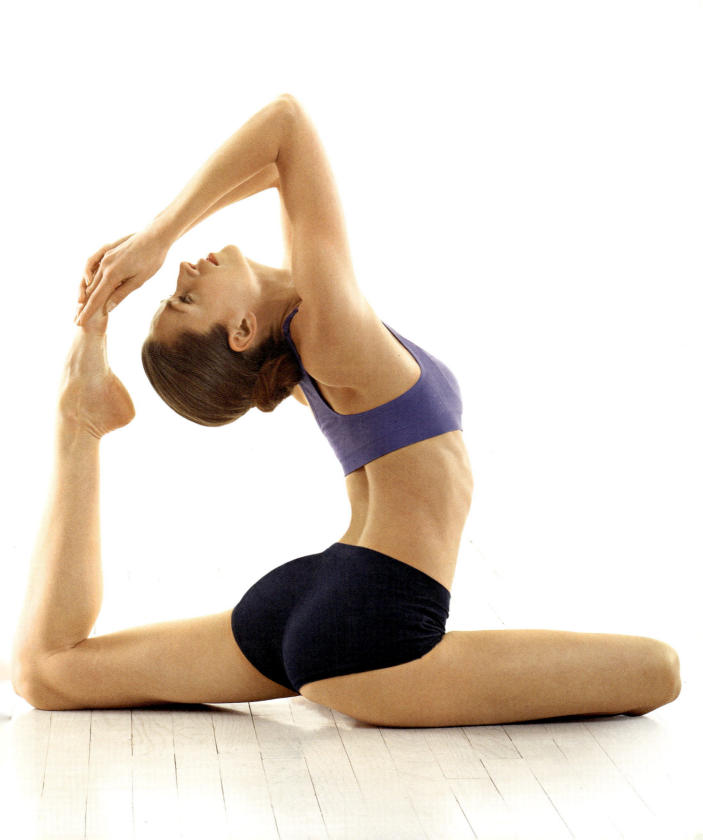

Du hast mein Versprechen: Yoga kann dein Leben verändern – wenn du es zulässt. Vielleicht glaubtest du ja bisher, Yoga wäre nur etwas für Superschlanke oder für Erleuchtete, die ständig nach Indien pilgern. Oder du hast insgeheim gedacht, die paar Dehn- und Atemübungen zählten jetzt nicht ernsthaft als Workout. Aber inzwischen gibt es jede Menge Untersuchungen, die beweisen: Yoga hat tatsächlich eine Menge positive Wirkungen! Es macht schlanker, stärkt das Immunsystem, kann den Blutdruck senken, die Stimmung heben und für besseren Sex sorgen. Und das ist noch längst nicht alles.

Wenn du sowieso schon regelmäßig Yoga machst, dann kennst du vermutlich das tolle Gefühl, das sich oft nach einer Übungsstunde einstellt: das Yoga-High. Diesem Effekt ist die Wissenschaft auf den Grund gegangen und hat festgestellt: Yoga wirkt direkt auf das Gehirn. Es erhöht nämlich den Spiegel eines bestimmten Botenstoffes (GABA), der für unser Wohlbefinden mitverantwortlich ist. Forscher der Boston University School of Medicine und des McLean Hospital maßen in einer Studie den GABA-Spiegel von Probanden, bevor sie eine Hälfte der Testpersonen eine Stunde Yoga machen und die andere ein Buch lesen ließen. Danach wurde wieder der GABA-Spiegel bestimmt. Bei den Yogis hatte er sich um durchschnittlich 27 Prozent erhöht, während bei den Leseratten kein Unterschied festzustellen war.

In einer anderen Studie (an der University of California, Los Angeles) wurde untersucht, wie sich die Stimmung von Testpersonen nach einer Yogastunde verändert hatte. Auch hier zeigte sich: Die schlechte Stimmung hatte ab-, die gute zugenommen. Die Probanden fühlten sich weniger müde und deutlich energiegeladener.

Genau das wirst du auch merken, wenn du Yoga machst – und Yogaübungen sind immer und überall möglich, auch ohne Matte. Wer schon Erfahrung mit Yoga hat, braucht natürlich keine wissenschaftliche Bestätigung dafür, wie gut es tut. Aber die Fakten sind schon interessant, oder?

Yoga macht schlanker

Die meisten Leute glauben, Yoga hätte keinen Einfluss auf das Körpergewicht. Das ist ein riesiger Irrtum! Zum einen kommst du bei den Übungen ziemlich ins Schwitzen, verbrennst Kalorien und bekommst einen muskulöseren, geschmeidigeren Körper. Das gilt besonders dann, wenn du eine der aktiveren Yogavarianten wählst: etwa Ashtanga, Vinyasa oder Bikram („Hot Yoga"). In einer Bikram-Yogastunde verbrennst du innerhalb von 90 Minuten ungefähr 400 Kalorien – ähnlich viel wie bei 40 Minuten Joggen in gemäßigtem Tempo, das aber den Körper deutlich stärker belastet.

Aber der Kalorienverbrauch ist noch nicht mal der entscheidende Grund für die schlankmachende Wirkung von Yoga. Der liegt woanders: Selbst die sanfteren Yogavarianten wecken nämlich das Bewusstsein dafür, was der eigene Körper braucht, um sich gut zu fühlen und gesund zu sein.

Okay – ich kann verstehen, wenn du jetzt sagst: „Totaler Quatsch – mein Körper sagt mir, dass er Pommes braucht!" Aber glaub mir: Yoga verändert das. Um nämlich die Asanas, also die Körperstellungen, einzunehmen und zu halten, benötigt man jede Menge Aufmerksamkeit und Konzentration – versuch mal, in der Brett-Haltung zu bleiben, während du gleichzeitig an die Schuhe denkst, die du neulich im Schaufenster gesehen hast! Wer auf der Yogamatte Achtsamkeit und Konzentration trainiert, der überträgt beides automatisch auf den Rest des Lebens. Und das hilft eben dabei, auch beim Thema „Was essen und wie viel?" gesündere Entscheidungen zu treffen. Außerdem kannst du mit deinem verbesserten Körperbewusstsein besser einschätzen, wie hungrig du wirklich bist. Und dann stellst du möglicherweise fest, dass du das Stück Schokotorte gar nicht brauchst.

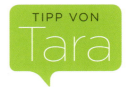

TIPP VON Tara

BEWUSST ATMEN

Durch Yoga findest du zurück zu dir selbst: Indem du dich auf deinen Atem konzentrierst statt auf deine Gedanken, verschaffst du deiner Kreativität und Intuition Raum, sich zu entfalten.

Probier's doch gleich mal aus: Schließ die Augen und folge einen Moment lang deinem Atem. Sieh, wohin er dich führt. Die Konzentration auf den Atem bringt deine intuitive Weisheit an die Oberfläche – und die hilft dir dabei, das zu tun, was dich gesund hält.

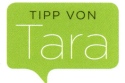

TIPP VON Tara

PROBIER'S AUS!

Yoga hat etwas mit Erfahrung zu tun. Ich kann dir noch so wortreich predigen, dass es funktioniert – ausprobieren musst du es selber. Allerdings kann ich dir versprechen, dass du dich von Übungseinheit zu Übungseinheit weniger gestresst und dafür energiegeladener fühlen wirst.

Immer noch skeptisch? Okay, dann kommt noch mal eine Studie (veröffentlicht im *Journal of the American Dietetic Association*): Forscher konnten nämlich einen eindeutigen Zusammenhang zwischen Yoga und Gewicht belegen. Sie führen das auf die Fähigkeit zurück, achtsam zu essen. Beim Yogatraining, so schlossen sie, lernt man, auch bei körperlichem Unbehagen gelassen zu bleiben. Und wer das kann, ist auch in der Lage, an Torte oder Pommes vorbeizugehen, selbst wenn die noch so verführerisch wirken. Die Studie fand übrigens keinen vergleichbaren Zusammenhang zwischen achtsamem Essen und anderen Sportarten.

Aus eigener Erfahrung kann ich das nur bestätigen. Als ich nach New York zog, ging ich anfangs regelmäßig ins Fitnessstudio, wo ich abwechselnd an Geräten trainierte und an Yogastunden teilnahm. Irgendwann fiel mir auf, dass ich mir nach einer Stunde auf dem Crosstrainer häufig auf dem Heimweg schnell etwas vom Imbiss holte. Ich hatte Hunger, und ich wollte essen – was, das war mir egal. Nach dem Yoga sah das anders aus: Da griff ich nämlich am liebsten zu Obst, oder ich kaufte im Bioladen ein, um mir zu Hause einen Salat zu machen. Ich fühlte mich nach dem Training gesund und irgendwie innerlich gereinigt, und dieses Gefühl wollte ich so lange wie möglich aufrechterhalten.

Das hat alles nichts mit Esoterik zu tun, sondern ist ganz einfach: Hirnlose Tätigkeiten führen zu hirnlosem (Ess-)Verhalten. Die meisten Kardio-Workouts, vor allem das Gerätetraining, sind so eintönig, dass die Gedanken abschweifen. Keine Chance, da ein positives Entscheidungsverhalten zu trainieren! Yoga dagegen erfordert Achtsamkeit, und das hilft dabei, Entscheidungen zu treffen, die dem eigenen Körper guttun.

Und noch etwas spielt für die Schlankheitswirkung von Yoga eine riesige Rolle. Die Übungen reduzieren nämlich erwiesenermaßen genau das, was Untersuchungen zufolge die meisten Menschen dazu verleitet, zu viel zu essen: Stress.

In Kapitel 4 wird es darum noch einmal viel ausführlicher gehen, aber hier kann ich schon mal sagen, dass es jede Menge handfeste Belege dafür gibt, dass Yoga schlank macht, weil es Stress reduziert. Und das bringt mich zum nächsten Punkt ...

Yoga macht entspannter

Stress gehört zum Leben dazu, und er lässt sich nicht komplett abstellen, so gern wir das auch hätten. Aber Yoga hilft, besser damit umzugehen. 2009 wurden für eine Studie (veröffentlicht in *Health Education and Behavior*) Büroangestellte in ein sechswöchiges Yoga- und Meditations-programm geschickt. Sie berichteten danach, ihr Stresslevel hätte sich reduziert und sie könnten besser schlafen.

Wenn du dich vor dem Schlafengehen fünf Minuten hinsetzt und die Aufmerksamkeit auf deinen Atem lenkst, schläfst du in der Regel hinterher deutlich besser, als wenn du Serienwiederholungen guckst, bis dir die Augen zufallen. Und wenn du nach dem Aufwachen wiederum fünf Minuten Yoga machst, bevor du in dein E-Mail-Postfach guckst und frühstückst, kannst du dem Tag ruhig und gelassen entgegensehen.

In einer bahnbrechenden Studie untersuchten Wissenschaftler der Ohio State University 2010, welche Rolle Yoga bei der Behandlung von Entzündungen spielen kann. Entzündungen können auf diverse ernsthafte Erkrankungen hinweisen, darunter Diabetes, Herz-Kreislauf-Erkrankungen und Osteoporose, und sie werden stark durch Stress beeinflusst. Die Probanden wurden gemäß ihrer Yogaerfahrung in Gruppen eingeteilt: Yoganeulinge in die eine, Testpersonen, die seit mindestens zwei Jahren Yoga machten, in die andere. Anhand bestimmter Blutwerte wie dem Gehalt an Interleukin-6 (IL-6), das mit chronischem Stress in Zusammenhang steht, wurde der Grad an entzündlichen Prozessen gemessen. Zu Beginn der Studie lag der IL-6-Gehalt im Blut

der Yoganovizen 41 Prozent höher als der der erfahrenen Yogis. Wurden die Testpersonen zusätzlichem Stress ausgesetzt (indem sie beispielsweise die Füße in Eiswasser tauchen oder schwierige Matheaufgaben lösen mussten), so produzierte die Gruppe der Yoganeulinge 25 Prozent mehr IL-6 als die Vergleichsgruppe. Die Wissenschaftler schlossen daraus, dass Yoga Stress abbaut und zu einem längeren, gesünderen Leben verhilft.

Wenn berufliche, familiäre oder Beziehungsprobleme die Stressursache sind, dann kann Yoga dabei unterstützen, die Situation mit klarerem Kopf zu betrachten und den richtigen Weg zur Lösung zu finden. Denn wer Yoga macht, übt gleichzeitig, sich zu fokussieren und die Aufmerksamkeit auch auf Details zu lenken. Schließlich muss man lernen, Arme, Beine, Wirbelsäule und Hals exakt auszurichten, und wer dabei den Fokus verliert und unaufmerksam wird, fällt womöglich um. Das hat viel mit Achtsamkeit zu tun, und um diese wichtige Fähigkeit wird es noch an anderer Stelle gehen.

Yoga macht sexy

Wer sich im Spiegel anschaut und ein schlankeres, entspannteres Ich darin sieht, der fühlt sich auch schöner und geht selbstbewusster durchs Leben. Aber wenn ich behaupte, dass Yoga sexy macht, dann hat das nicht nur mit Selbstvertrauen und einer gut durchbluteten, rosigen Haut zu tun (auch wenn dieser Effekt nicht von der Hand zu weisen ist – mehr darüber in Kapitel 8).

Yoga trägt nicht nur dazu bei, dass du dich verführerischer fühlst, sondern es verändert auch deinen Körper. Du wirst dadurch Lust völlig anders erleben, egal ob du auf Schlafzimmerakrobatik stehst oder auf ruhigere Liebesspiele. Yoga verbessert die Kraft, die Beweglichkeit und das Durchhaltevermögen, und all das wirkt sich auch im Bett positiv aus. Und wenn du dann noch das große Glück hast, einen Partner oder eine Partnerin zu haben, der oder die ebenfalls Yogi ist, dann stell dich schon mal darauf ein, den Orgasmus-Jackpot zu knacken! Kann es überhaupt einen besseren Grund geben, zusammen zum Yoga zu gehen? (Aber Achtung: Es könnte sein, dass ihr danach regelmäßig das Abendessen ausfallen lasst!)

Ich habe meinen Mann bei einem Yoga-Retreat kennengelernt – ehrlich! Während des gesamten Wochenendes herrschte eine unglaublich positive Yogaenergie. Krishna Das (so etwas wie der Rockstar der Yogawelt) hielt Vorträge und sang, und Dharma Mittra, ein Yogalehrer, den ich sehr bewundere, leitete die Übungen an. Ich mittendrin: in Sportkleidung, ohne Make-up und in vollkommen anderen Sphären. Irgendwann sah ich Mike auf der anderen Seite des Raums,

einen ziemlich attraktiven Typen – nur dass ich in diesem Moment alles andere als einen Flirt im Kopf hatte.

Trotzdem entwickelte sich ein heißer Blickkontakt, und dann merkte ich, dass wir noch etwas gemeinsam hatten: die Vorliebe für Schokolade nämlich. Weil ich wusste, dass es bei dem Workshop kaum Süßes geben würde, hatte ich M&Ms mit hineingeschmuggelt – und dann beobachtete ich Mike dabei, wie er sich verstohlen während des Vortrags Schokoladeneier in den Mund steckte. Meine Schokovorräte wurden allmählich knapp. Der Anknüpfungspunkt für das erste Gespräch war gefunden!

Wenn man nicht mehr ständig auf der Suche nach dem Traumpartner ist und das Gedankenkarussell stoppt, dann kann das Bauchgefühl zum Zuge kommen. Und oft entwickeln sich die Dinge dann zum Guten. Genau so ist es auch mit der Liebe. Ich werde schnell rot, wenn ich über Sex rede, vor allem über mein eigenes Sexleben. Aber so viel sei immerhin verraten: Es ist ziemlich großartig, einen Partner zu finden, der viel Yoga macht!

Um die positive Wirkung von Yoga auf das Liebesleben kennenzulernen, musst du dich noch nicht einmal für Yoga-Retreats anmelden oder hingebungsvoll Tantra praktizieren. Denn schon bei den normalen Übungen trainiert man, sich zu fokussieren, die Aufmerksamkeit nach innen zu richten, sich bewusst zu bewegen und tief zu atmen. Und dadurch entwickeln sich ein Selbstvertrauen und eine Sinnlichkeit, die auch im Schlafzimmer ihre Wirkung zeigen.

2009 wurde im *Journal of Sexual Medicine* eine Studie veröffentlicht, derzufolge Frauen nach einem zwölfwöchigen Yogaprogramm von deutlichen Verbesserungen in ihrem Liebesleben berichteten. Verbessert hatten sich sowohl Lust als auch Erregung, Scheidenfeuchtigkeit und der Grad der Befriedigung. Auch der Orgasmus war intensiver geworden.

Yoga beeinflusst dabei die Orgasmusqualität gleich auf doppelte Weise: Es trainiert einerseits den Beckenboden und verhilft damit zu besserer Kontrolle über die Geschlechtsorgane – was man sich beim Sex zunutze machen kann, um einen intensiveren Höhepunkt zu erleben. Außerdem baut regelmäßiges Üben Verspannungen ab, sodass der Körper leichter Lust empfindet.

Was dir dieses Buch bringt

Egal, ob du schlanker werden, Stress abbauen oder besseren Sex haben möchtest: In diesem Buch findest du passende Programme für alle diese Ziele. Und die meisten kosten dich lediglich eine Viertelstunde Zeit am Tag – Ausreden gelten also nicht!

Yoga hat natürlich noch viele andere positive Effekte: es kann unter anderem Kopfschmerzen verschwinden lassen, einen Kater lindern und Herz-Kreislauf-Erkrankungen vorbeugen. Aber auch wenn es dir gar nicht in erster Linie um die Gesundheit geht, sondern du einfach toll aussehen willst, findest du die richtigen Übungen im Buch.

Mit den Übungsprogrammen, die ich dir hier zeige, kannst du jederzeit Körper und Geist mit frischer Energie versorgen. So startest du ganz neu durch und erreichst deine Ziele. Yoga hilft dir, deine Potenziale zu entfalten – und das Yoga-High hängt auch damit zusammen, dass dir nach einer Übungsstunde klar wird, was alles in dir steckt. Du hast genug Power für ein glückliches, erfülltes Leben – du musst lediglich üben und immer weiter üben.

Ich habe diese Einheiten so zusammengestellt, dass sie sich leicht in den Alltag einbauen lassen. Trainiere in deinem eigenen Tempo und nach deinem eigenen Lebensrhythmus. Selbst wenn es nur hier und da fünf Minuten oder eine Viertelstunde sind: Sie machen sich bestimmt bemerkbar, und zwar vom ersten tiefen Atemzug an. Das sehe ich an meinen Klienten, und deshalb stell ich in diesem Buch sechs ganz reale Frauen vor, die meine Methode perfekt verkörpern. Yoga hat ihr Leben verändert. Für dich ist das Gleiche möglich.

Bist du bereit?

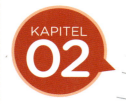

KAPITEL 02

Her mit dem Yoga-High!

Drei Yogaprinzipien – und wie du sie nutzt, um dein Leben umzukrempeln

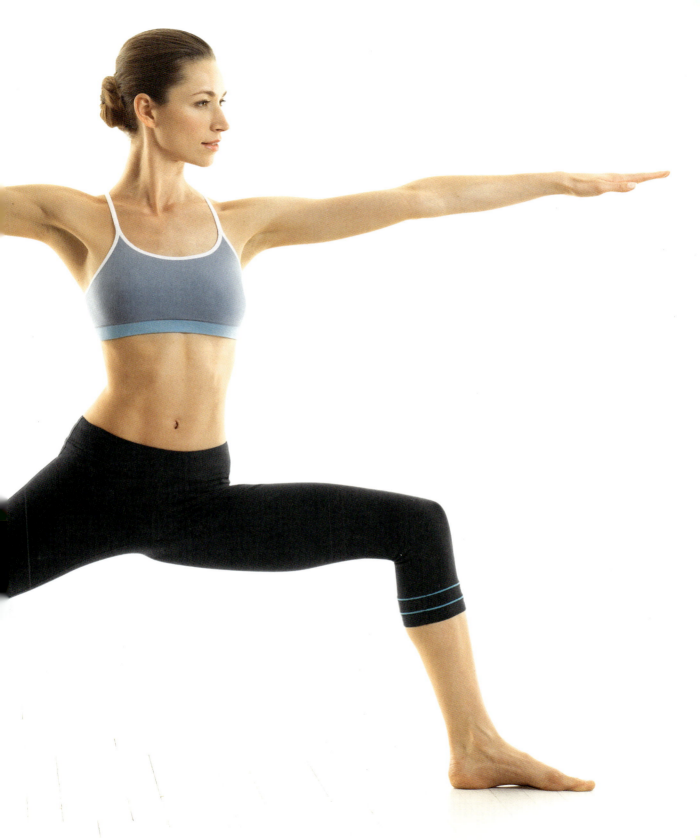

HER MIT DEM YOGA-HIGH!

Willst du dich besser fühlen als je zuvor?

Du willst deinen Stress gleich an der Wurzel bekämpfen, in die Skinny-Jeans passen und den Drang verspüren, dein Spiegelbild in jeder Schaufensterscheibe anzulächeln? Gut! Denn ich will dich dabei unterstützen. Aber bevor du anfängst, dein Leben mithilfe von Yoga umzukrempeln, will ich dir ein paar yogische Grundprinzipien vorstellen, die deine Yogapraxis hundertmal effektiver machen: Atem, Meditation und Ausrichtung.

HER MIT DEM YOGA-HIGH! | IMMER SCHÖN ATMEN

Immer schön *atmen*

Yoga bringt dir gar nichts, wenn du beim Üben die Luft anhältst. Dein Atem wirkt nämlich direkt auf das Nervensystem. Das wussten schon die alten Yogis, und die moderne Wissenschaft bestätigt ihre Erkenntnisse: Kontrolliertes Atmen kann unter anderem den Blutdruck senken, gegen Panikattacken helfen und sogar Asthma lindern – das bestätigten Studien, die auf einem Kongress der American Psychosomatic Society vorgestellt wurden. Atme tief und langsam durch, um dein Nervensystem wieder in ein gesundes Gleichgewicht zu bringen!

Wie kommt es aber, dass etwas so Simples wie Luftholen so vielfältige positive Wirkungen entfalten kann? Herbert Benson, Forscher an der Harvard University und einer der Ersten, die fernöstliche Lehren mit westlicher Medizin verknüpften, kam bei seinen Forschungen der Antwort auf die Spur. Er fand heraus, dass sich die negativen Folgen eines hohen Blutdrucks verringern, wenn man tief atmet und gleichzeitig innerlich ständig ein Wort, einen Satz oder eine Bewegung wiederholt. Dieser Zustand tiefer Entspannung, von Benson „Relaxation Response" genannt, verändert die körperliche und emotionale Reaktion auf Stress positiv.

Wenn du während einer anstrengenden Yogahaltung merkst, dass sich dein Atem beschleunigt und flacher wird, dann versuch bewusst, tief und langsam Luft zu holen. Körper und Geist sind dann am leistungsfähigsten, wenn sie gleichmäßig mit reichlich Sauerstoff versorgt werden. Und auch in dieser Hinsicht ist Yoga ein tolles Übungsfeld für den Alltag: Die meisten Menschen halten in spannungsgeladenen Situationen wie Konflikten nämlich unbewusst die Luft an. Wenn es dir aber durch das Yogatraining gelingt, in solchen Stressmomenten ruhig und tief weiterzuatmen, dann erhöht sich die Wahrscheinlichkeit, dass du mit klarem Kopf reagieren kannst.

Der Nase vertrauen

Beim Yoga wird in erster Linie durch die Nase geatmet. Warum das so ist? Zum einen kann die Nase im Gegensatz zum Mund Staub- und Schmutzpartikel aus der Atemluft filtern. Zum anderen aber wird die Menge der ein- und ausströmenden Luft besser kontrolliert, was dazu führt, dass du länger, tiefer atmest und dich dabei besser fokussierst, als wenn du mit dem Mund nach Luft schnappst.

Mit Atemtechniken kontrollierst du die Menge der Luft, die du dem Körper zukommen lässt, und übst ein bewussteres Führen des Atems. Das hilft dir dabei, das immerwährende Gedankenkarussell abzustellen, sodass du dich entspannt und gelassen deinem Leben zuwenden kannst.

TIPP VON Tara

LUFT HOLEN!

Tiefe Atemzüge verankern dich im Hier und Jetzt, sodass du schwierige Aufgaben fokussiert angehen und den Moment besser genießen kannst. Horche einfach regelmäßig auf deinen Atem. Wenn du feststellst, dass er schnell und flach geht, dann hole bewusst tief und regelmäßig Luft.

Es ist nützlich, ein paar Atemtechniken wie die auf den nächsten Seiten zu lernen. Je mehr du kennst, desto besser kannst du auswählen, welche für dich am besten funktionieren und zur Situation passen.

| *Yogi-Weisheiten* | LEBEN UND ATMEN |

IN DEN URALTEN Lehren des Yoga steht geschrieben, dass man im Leben eine bestimmte Anzahl an Atemzügen zur Verfügung hat. Wie man atmet, hat daher Einfluss darauf, wie alt man wird. Wer ein stressiges Leben führt und entsprechend hektisch und flach atmet, riskiert seine Gesundheit und verkürzt dadurch sein Leben. Lange, tiefe Atemzüge dagegen halten Körper und Geist frisch und gesund: Ein langes, erfülltes Leben in Balance ist die Folge.

Interessanterweise leben Tiere, die langsam atmen, tatsächlich oft lange – der Elefant bringt es zum Beispiel auf 80 Jahre. Ganesha, der indische Gott mit dem Elefantenkopf, dessen Statue in vielen Yogastudios steht, wird als Gott des Wissens und der Weisheit, aber auch als Bringer von Erfolg und Wohlstand verehrt. Außerdem wird er angerufen, um Hindernisse aus dem Weg zu räumen.

HER MIT DEM YOGA-HIGH! | IMMER SCHÖN ATMEN

◼ *Vollatmung*

Hier zeige ich dir, wie du tiefe, lange Atemzüge durch die Nase einsaugst. Wenn du Yoganeuling bist, dann verwende am besten erst einmal diese Atemtechnik für die Körperhaltungen und Meditationen in diesem Buch. Später kannst du dir dann komplexere Atemtechniken aneignen.

Die Aufgabe: *Die Vollatmung kannst du immer und überall üben – nicht nur, aber auch beim Yoga.*

Leg dich in der Totenstellung auf den Rücken: die Beine ausgestreckt, die Arme locker neben dem Körper. Atme tief ein. /// Lass die gesamte Luft wieder ausströmen. Zieh den Unterbauch ein und warte einen Moment. /// Atme wieder ein: zuerst in den Unterbauch, dann in den unteren Brustbereich und schließlich in den oberen. Halte die Luft einen Moment. /// Lass sie langsam ausströmen: aus dem oberen Brustkorb, dem unteren Brustkorb und Bauch. Zieh den Bauch ein und warte vor dem Einatmen einen Moment. Wiederhol den Vorgang 10-mal.

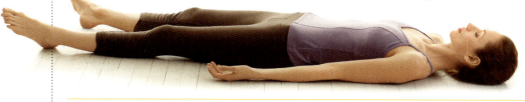

◼ *Blasebalg-Atmung*

Diese Technik pustet die Atemwege frei. Außerdem versorgt sie den Körper mit Wärme, sodass Anspannung und Stress abgebaut und Giftstoffe ausgeleitet werden.

Die Aufgabe: *Atme schnell und konzentriert aus, und das Einatmen funktioniert automatisch.*

Setz dich auf einen Stuhl oder auf den Boden, die Hände auf den Oberschenkeln. Schließ die Augen und atme 3-mal tief durch die Nase ein und aus. /// Erhöhe allmählich das Tempo, bis die Atemzüge kurz und schnell sind. Beim Ausatmen spürst du, wie der Bauch in Richtung Wirbelsäule gezogen wird. Konzentrier dich darauf, kräftig und vollständig auszuatmen. Sobald du den Bauch nach dem Ausatmen loslässt, strömt der Atem ganz von selbst wieder ein. /// Halte diese schnelle Atmung 1 Minute durch. Verlangsame den Atem danach allmählich wieder. Atme im Anschluss 1 Minute lang tief und langsam.

Wechselatmung

Die Wechselatmung ist eine Meditationspraxis, bei der immer abwechselnd durch das rechte und das linke Nasenloch geatmet wird. Durch diese Atemübung unterstützt du die Verdauung, beruhigst und belebst den Geist, reinigst die Nebenhöhlen, linderst Kopfschmerzen, bringst deinen Schlaf-wach-Rhythmus ins Gleichgewicht und sorgst für tiefe Entspannung. Falls es dir anfangs schwerfällt, die Luft 4 Sekunden zu halten, dann fang mit 2 Sekunden an und steigere dich allmählich.

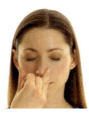

Die Aufgabe

Diese Atemtechnik regt beide Hirnhälften an und trägt zur Beruhigung von Geist und Nerven bei.

Setz dich bequem hin. Beuge den Zeige- und Mittelfinger der rechten Hand und leg Ring- und kleinen Finger dieser Hand an das linke Nasenloch. /// Verschließ das linke Nasenloch mit dem Ringfinger und atme langsam durch das rechte Nasenloch ein, während du bis 4 zählst. Verschließ das rechte Nasenloch mit dem rechten Daumen, sodass beide Nasenlöcher verschlossen sind, und halte 4 Sekunden die Luft an. /// Öffne das linke Nasenloch und atme dadurch 4 Sekunden aus. /// Warte 4 Sekunden, bevor du in 4 Sekunden wieder durchs linke Nasenloch einatmest. Schließ das Nasenloch und warte 4 Sekunden. /// Öffne das rechte Nasenloch und atme durch dieses 4 Sekunden aus. Warte 4 Sekunden und atme durchs rechte Nasenloch ein. /// Halte den Atem, atme dann durchs linke Nasenloch erst aus, dann ein. Wiederhol den Vorgang 5 Minuten lang.

Feueratem

Der Feueratem wird vor allem im Kundalini-Yoga verwendet, um den Körper zu reinigen und mit neuer Energie zu versorgen. Wie der Name schon sagt, generiert der Feueratem Wärme, sodass er auch außerhalb des Kundalini gern als Aufwärmübung eingesetzt wird.

Die Aufgabe

Du kannst den Feueratem als Vorbereitung oder Abschluss einer Meditation nutzen oder zum Wärmen in eine Übungseinheit einbauen.

Setz dich bequem hin. /// Schließ die Augen und konzentrier dich darauf, tief ein- und auszuatmen. Presse beim Ausatmen sämtliche Luft aus dem Körper. /// Beschleunige deinen Atem allmählich. Es ist okay, wenn du wie eine Dampflok klingst! Dein Bauch sollte sich beim Ausatmen zusammenziehen. /// Erhöhe das Tempo so weit, wie du es 1 Minute lang durchhalten kannst. Konzentrier dich darauf, regelmäßig und kräftig zu atmen. /// Verringere das Tempo nun allmählich, bis du wieder beim tiefen, ruhigen Atmen angekommen bist.

Klarer Kopf durch Meditation

Wer Yoga effektiv nutzen und von den positiven Effekten profitieren möchte, muss dafür sorgen, den Kopf freizubekommen. Der indische Mystiker Osho hat einmal gesagt: „Die Stille ist der Raum, in dem man wach ist; innerer Lärm ist der Raum, in dem man weiterschläft. Wenn dein Geist ständig vor sich hin plappert, dann schläfst du."

Im Yoga versteht man unter Meditation die Fähigkeit, sich auf den Atem zu konzentrieren, statt sich vom Schauspiel der eigenen Gedanken fesseln zu lassen. Sobald die Gedanken zur Ruhe kommen, wird der Geist frei: frei von dem inneren Chaos, das uns unruhig und hektisch macht und uns daran hindert, kluge Entscheidungen zu treffen.

Es gibt sogar wissenschaftliche Beweise dafür, dass Meditation das Hirn umprogrammieren kann, damit es effektiver arbeitet. Der Neurologe Richard Davidson von der University of Wisconsin fand heraus, dass das Hirn von Menschen mit Meditationserfahrung im EEG wesentlich mehr Gamma-Wellen zeigt, die mit intensiver, klarer Gedankentätigkeit in Zusammenhang gebracht werden.

Außerdem weisen Studien darauf hin, dass Meditation den Alterungsprozess des Gehirns verlangsamen kann. Forscher am Massachusetts General Hospital schauten sich auf MRT-Bildern regelmäßig meditierender Probanden den präfrontalen Kortex an; einen Bereich des Gehirns, der für Aufmerksamkeit und die Verarbeitung von Sinneseindrücken verantwortlich ist. Sie stellten fest, dass sich die Hirnsubstanz weniger stark abgebaut hatte, als man es angesichts des Alters der Testpersonen hätte erwarten müssen.

Aber das Meditieren hat natürlich auch kurzfristige positive Effekte. Wer zum Beispiel im Alltag zwischendurch mal eine kleine Energiespritze braucht, kann ein Mittagsschläfchen halten – oder, noch besser, meditieren. Forscher der University of Kentucky untersuchten die Reaktionszeiten von Testpersonen vor und nach einer 40-minütigen Phase, in der sie schlafen, lesen, sich unterhalten oder meditieren sollten. Wie sich herausstellte, war Meditation die einzige Tätigkeit, die die Ergebnisse sofort verbesserte.

Meditieren heißt übrigens nicht, dass du stundenlang „Om" singen musst. Baue anfangs einfach hier und da mal Fünf-Minuten-Meditationen in deinen Alltag ein. Dann kannst du dich allmählich steigern. Du kannst im Sitzen oder im Liegen meditieren, beim Yoga oder außerhalb. Üben kannst du sogar in der Kassenschlange des Supermarktes oder beim Kochen. Du brauchst nur ein paar Minuten lang deine Aufmerksamkeit von deinen Gedanken auf deinen Atem zu richten: Das allein hilft schon, um ruhiger zu werden und neue Energie zu tanken, sodass du dich nachher belebt und mit dir selbst wieder in Kontakt fühlst.

Auf den folgenden Seiten stelle ich dir eine Meditationstechnik aus dem Kundalini-Yoga vor, mit der du dir die Verbindung zwischen Körper und Geist bewusst machen kannst. Weitere Meditationsübungen findest du im ganzen Buch verstreut als Bestandteil der Übungseinheiten.

Übrigens, falls du dich fragst, was es bringen soll, minutenlang die Arme nach oben auszustrecken wie in der zweiten Übung auf der nächsten Seite: Es zeigt dir, welche Willenskraft du besitzt. Denn auch wenn es dir körperlich problemlos möglich ist, die Arme hochgestreckt zu halten, sagt dir dein Kopf vermutlich etwas anderes – und zwar mit jeder Minute deutlicher. Du kannst reagieren, indem du dich auf deinen Atem konzentrierst, dich entspannst und die Position mit dem geringstmöglichen Kraftaufwand hältst – oder du hörst auf deine Gedanken, die dich ablenken wollen. Dann musst du allerdings erst recht kämpfen, um die Übung durchzuhalten.

TIPP VON
Tara

WAS IST EIN MANTRA?

Ein Mantra ist ein Wort oder Satz, das oder der ständig (in Gedanken oder laut) wiederholt wird, um beispielsweise einen Vorsatz zu stärken. Mantras stammen aus Indien und spielen im Hinduismus und Buddhismus eine große Rolle.

Oft werden klassische Verse verwendet, aber du kannst auch deine persönlichen Hoffnungen oder Ziele als Mantra wählen, um sie dir noch stärker ins Bewusstsein zu rücken. Mantras werden oft im Atemrhythmus rezitiert: beim Einatmen „Wert", beim Ausatmen „Hindernisse". Das häufigste Mantra lautet „Shanti". Es bedeutet Frieden in Gedanken und Werken sich selbst und anderen gegenüber.

HER MIT DEM YOGA-HIGH! | KLARER KOPF DURCH MEDITATION

🟩 *Meditation im Sitzen*

Setz dich aufrecht auf den Boden. Wenn du willst, leg ein aufgerolltes Handtuch unter den Po. Zieh die Füße zum Körper und lass die Knie entspannt zur Seite fallen. So sind Becken und Wirbelsäule aufgerichtet, und der untere Rücken wird entlastet. Entspann die Schultern und leg die Handflächen auf die Knie. Schließ die Augen und richte die Aufmerksamkeit auf deinen Atem. Atme 4 Sekunden tief ein und 4 Sekunden aus. Wiederhol den Vorgang 10-mal.

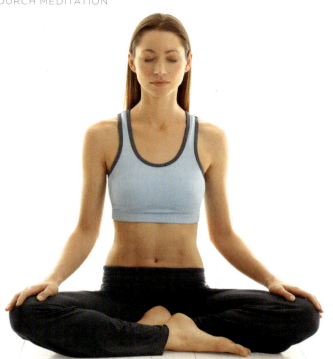

🟩 *Meditation im Sitzen, Arme in V-Haltung*

Streck die Arme V-förmig nach oben, halte dabei die Schultern entspannt. Schließ die Augen und halte die Position 5 Minuten lang. Falls sich die Zeit zu einer Ewigkeit dehnt, dann übe in der ersten Woche 3-mal je 1 Minute, in der zweiten 3-mal 2 Minuten. Ab jetzt steigerst du dich jedes Mal um 1 Minute. Probier aus, ob du dich auf 10 Minuten steigern kannst!

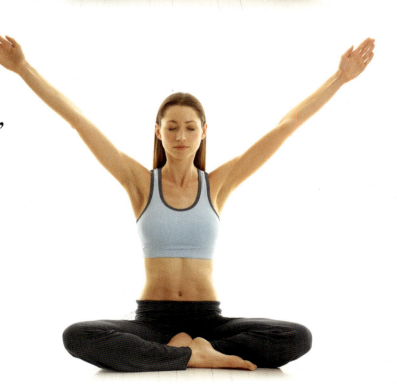

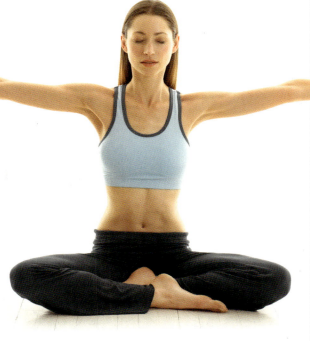

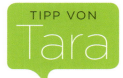

■ *Meditation im Sitzen, Arme seitlich ausgestreckt*

Lass die Arme aus der V-Stellung sinken, bis sie parallel zum Boden ausgestreckt sind, die Handflächen nach außen gerichtet. Halte die Position 10 Atemzüge lang. Balle die Hände zu Fäusten und spreiz die Finger 10-mal schnell im Wechsel mit den Fäusten. Senk langsam die Arme, leg die Hände in den Schoß und atme 10-mal tief ein und aus.

TIPP VON Tara

DEM ATEM FOLGEN

Falls deine Gedanken bei der Meditation abschweifen, dann versuche, deinen Atem so anzuschauen, wie du einen wunderschönen Sonnenuntergang betrachten würdest. Du wirst merken, dass immer noch Gedanken in deinem Kopf auftauchen, aber es ist deine Entscheidung, ob du ihnen hinterherrennen willst. Alternativ kannst du die Augen schließen, die Arme heben und dir deine Lieblingsfarbe als endlosen Ozean um dich herum vorstellen. Atme ein. Nimm wahr, wie du dich fühlst. Dadurch kann sich Anspannung lösen, besonders bei der V-Haltung.

 Yogi-Weisheiten | GEDANKEN BERUHIGEN

BUDDHA SAGT, DASS wir im Leben leiden, weil wir im Kopf gefangen sind. Erst wenn wir den Geist befreien, indem wir unsere Gedanken zuerst kontrollieren und dann völlig abschalten, hat auch das Leiden ein Ende.

Viele unserer alltäglichen Probleme hängen mit unseren Gedanken zusammen. Unser Leben findet im Hier und Jetzt statt, aber wir grübeln ständig über das nach, was früher war oder in Zukunft sein könnte. Diese Sorgen machen uns ängstlich und unsicher, und sie hindern uns daran, im Moment zu leben.

Wenn es dir gelingt, diese endlose Grübelei einzudämmen, dann gewinnst du etwas unglaublich Kostbares hinzu: die Freiheit, das wahrzunehmen, was gerade direkt vor deiner Nase geschieht. Meditation bringt dich diesem Ziel ein Stückchen näher, denn dadurch lernst du, für eine Weile aus deinen Gedanken herauszutreten und gesunde, vernünftige Entscheidungen zu treffen – ohne dir dabei laufend den Kopf zu zerbrechen, was vielleicht passieren könnte.

Die Kunst der Ausrichtung

Die korrekte Ausrichtung

ist beim Yoga entscheidend. Kurz gesagt geht es darum, die Körperteile so zu halten, dass Muskeln und Blutversorgung möglichst effektiv arbeiten können. So entfalten die einzelnen Haltungen den größten Nutzen. Je häufiger du Yoga machst, desto bewusster wird dir deine Ausrichtung: Du merkst, wie du dich in den Asanas fühlst, und korrigierst dich gegebenenfalls ganz automatisch. Aber mach dir nicht so viel Kopf darum, dass du darüber aus dem Blick verlierst, wie es dir ansonsten geht!

So richtest du deinen Körper und deinen Geist aus:

■ **HOL TIEF LUFT.** Um den maximalen Nutzen aus den Asanas zu ziehen, musst du möglichst tief und langsam atmen. Wenn du zwischendurch merkst, dass dein Atem schneller wird, verlangsame ihn bewusst wieder.
Probier's aus: Übe den langen, tiefen Atem im Viererrhythmus. Egal wo du gerade bist, atme tief durch die Nase ein und lass die gesamte Luft wieder ausströmen. Beginne mit dem Einatmen auf 1 tief im Bauch. Füll den unteren Brustbereich auf 2 und 3 mit Luft, auf 4 schließlich den oberen. Halte die Luft 2 Sekunden und atme langsam wieder aus. Fühlt sich gut an, oder?

■ **FOKUSSIERE DEN GEIST.** Ausrichtung ist nicht nur eine Sache des Körpers: Wenn der Geist am richtigen Ort ist, findet auch alles andere seinen Platz. Es ist daher wichtig, den Fokus zu behalten und das Gedankenkarussell zu stoppen.
Probier's aus: Setz dir beim Üben ein Ziel oder einen Fokus, so etwas wie „Ich will versuchen, mich bei dieser Einheit auf meinen Atem statt auf meine Gedanken zu konzentrieren. So behalte ich den Fokus und kann Impulse besser kontrollieren, sodass ich mein Ziel abzunehmen erreiche." Dadurch sorgst du dafür, dass du beim Üben die Richtung nicht verlierst.

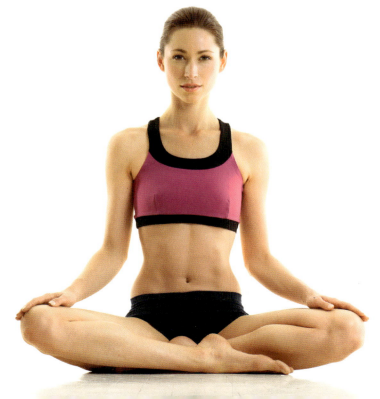

HER MIT DEM YOGA-HIGH! | DIE KUNST DER AUSRICHTUNG

■ **HALTE DIE ELLBOGEN LEICHT GEBEUGT.** Wenn du die Arme bei Belastung (zum Beispiel beim Hund oder Brett) durchdrückst, handelst du dir leicht Handgelenks- und Schulterverletzungen ein. Hältst du die Arme dagegen leicht gebeugt, so kräftigst du deinen Körper noch schneller.
Probier's aus: Begib dich in den Vierfüßlerstand, spreize die Finger und beuge die Ellbogen. Streck nun langsam die Arme. Sobald Ober- und Unterarme eine gerade Linie bilden, halte die Position. Wenn du dazu neigst, das Ellbogengelenk zu überstrecken, fühlt sich diese Haltung vermutlich an, als wären die Arme noch gebeugt – sind sie aber nicht!

■ **SPREIZE DIE FINGER.** Bei vielen Asanas lastet das Körpergewicht auf den Armen. Es ist daher wichtig, ihnen eine gute Basis zu geben. Indem du die Finger spreizt, baust du Kraft in Armen und Schultern auf und beugst Gelenkverletzungen vor.
Probier's aus: Geh in den Vierfüßlerstand, die Knie unter den Hüften und die Hände unter den Schultern. Beuge die Ellbogen leicht und spreize die Finger, als wolltest du sie in nassen Sand graben. Streck die Arme (aber überstreck sie nicht!), stell die Zehen auf, hebe das Becken und streck die Beine. Schieb die Schultern in Richtung Boden und entspann den Nacken. Drück die Handflächen in den Boden, wandere mit den Füßen nach hinten, hebe die Hüften und drück die Fersen zum Boden. Halte Schultern und Kopf entspannt.

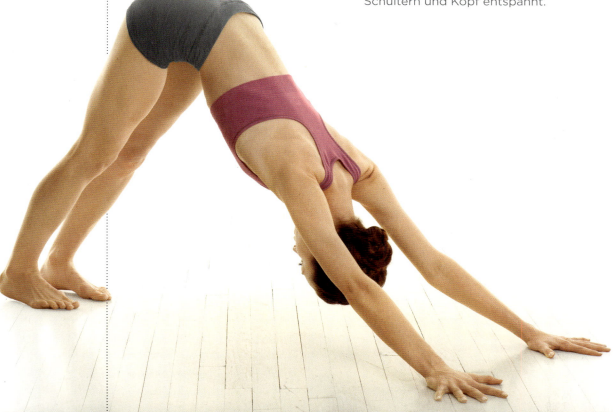

■ **STELL DIE FÜSSE UNTER DAS BECKEN.** Achte bei Standhaltungen darauf, wo sich deine Füße befinden: Sie sollen direkt unter dem Becken positioniert sein und parallel stehen. **Probier's aus:** Stell dich locker hin und guck deine Füße an. Stehen sie hüftbreit? Oder breiter? Oder enger? Zeigen die Zehen nach innen, nach außen oder gerade nach vorn? Richte sie parallel aus, sie können eng zusammen oder etwas voneinander entfernt stehen.

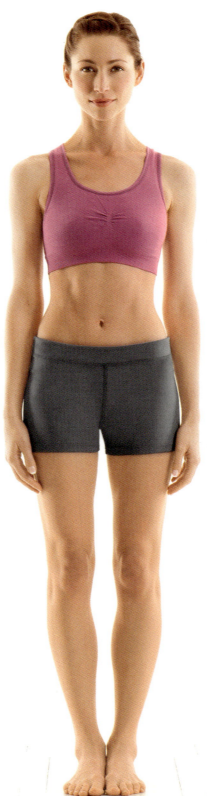

TIPP VON
Tara

NUTZE DEIN POTENZIAL

Kundalini-Yoga wurde 1969 von Yogi Bhajan im Westen eingeführt. Es ist eine Yogarichtung, die einen enormen Energieschatz nutzt, den wir im Innern haben und der häufig bildlich als schlafende, zusammengerollte Schlange am unteren Ende der Wirbelsäule dargestellt wird. Die Kundalini-Yogapraxis arbeitet damit, diese Energie über die Wirbelsäule aufsteigen und sich entfalten zu lassen. Sie hilft dabei, höhere Bewusstseinsstufen zu erreichen, und fördert Wohlbefinden und Achtsamkeit.

KAPITEL 03

Die Asanas

Der erste Schritt zum Wohlbefinden

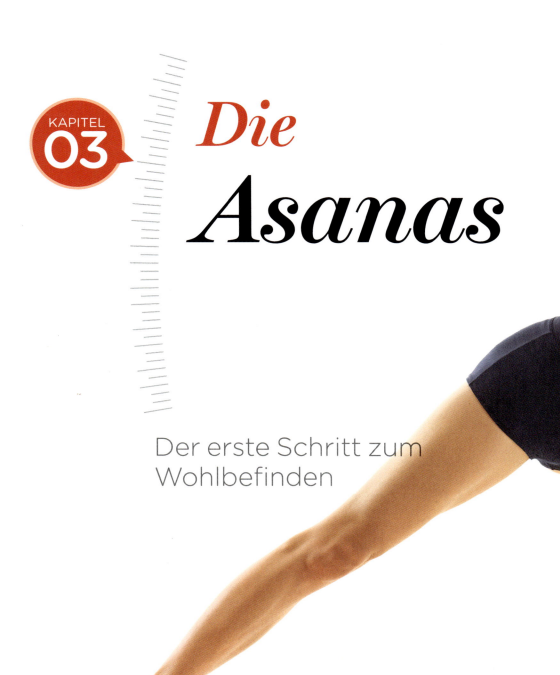

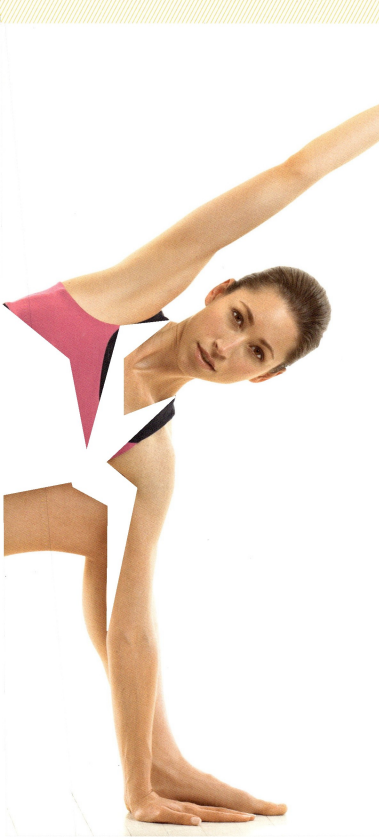

In diesem Kapitel stelle ich dir sämtliche Asanas (Yogahaltungen) vor, die du für die 15-Minuten-Einheiten im Rest des Buches brauchst. Ich habe sie der Einfachheit halber unterteilt: in Standhaltungen, Sitzhaltungen, armgestützte und Umkehrhaltungen sowie sonstige (Liegehaltungen, Rückbeugen und Übungen mit Partnerunterstützung).

Innerhalb dieser Kategorien sind einige Asanas als Grundhaltungen gekennzeichnet: Wenn du sie beherrschst, dann fallen dir auch die Variationen leichter. In einigen Fällen gibt es keine Grundhaltung. Stattdessen zeige ich dir Reihen von Vorübungen, die zu einer Haltung hinführen, die du vermutlich eine Weile üben musst, zum Beispiel den Hand- oder Kopfstand. Achte besonders auf die Tipps zur Ausrichtung! Je korrekter du die Haltungen ausführst, desto besser.

Die Bilder sollen dir einen Anhaltspunkt geben, wie die Asanas aussehen. Aber selbst wenn sie auf den Fotos nur für eine Seite zu sehen sind (beispielsweise mit dem rechten Bein vorangestellt), solltest du sie immer beidseitig üben. Bei den 15-Minuten-Übungsreihen später im Buch gebe ich dir dann genaue Anweisungen, wann du wechseln sollst. Also los: Roll die Matte aus – jetzt geht's ans Yoga!

DIE ASANAS

Stand- *haltungen*

Standhaltungen helfen dir dabei, Kraft, Selbstvertrauen und Achtsamkeit für den gesamten Körper zu entwickeln. Sie sorgen für geschmeidige, sexy Körperformen und verleihen dir Energie. Achte beim Üben auf die korrekte Ausrichtung, damit du die Muskeln gleichmäßig trainierst. Am meisten profitierst du davon, wenn du dabei tief atmest. Fang einfach an, wo du jetzt gerade stehst. Weiter verfeinern kannst du die Asanas ein Leben lang.

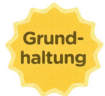

Grund-haltung

Aufrechter Stand (Berg)

Stell dich aufrecht hin, die Füße parallel und direkt nebeneinander. Aktiviere die Oberschenkelmuskeln, spreize die Zehen und lass die Arme hängen.

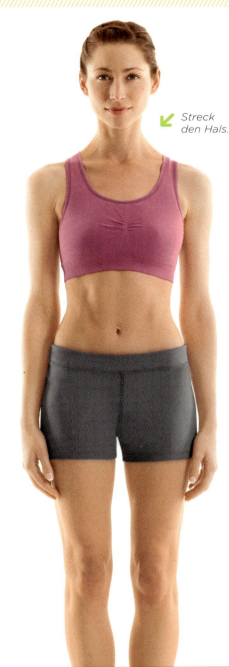

Streck den Hals.

Lass die Schultern entspannt nach unten sinken.

Stelle die Füße parallel zueinander.

Manchmal ist schon simples Stehen aufschlussreich: Versuche, mindestens 20 lange, tiefe Atemzüge lang mit erhobenem Kopf gerade zu stehen und Selbstvertrauen auszustrahlen.

DIE ASANAS | STANDHALTUNGEN

◾ *Aufrechter Stand, Arme nach oben*

Atme ein und streck die Arme nach oben. Spür die Dehnung in den Seiten und halte die Schultern entspannt. Hebe den Blick zu den Händen.

◾ *Seitbeuge im Stehen*

Streck die Arme über den Kopf nach oben und fass das rechte Handgelenk mit der linken Hand. Beuge dich in der Taille nach links.

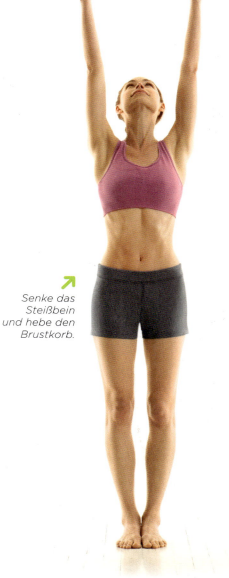

Senke das Steißbein und hebe den Brustkorb.

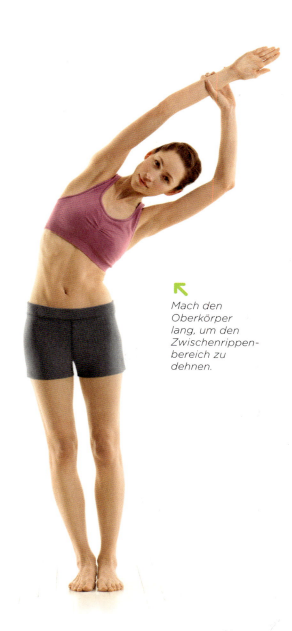

Mach den Oberkörper lang, um den Zwischenrippenbereich zu dehnen.

◼ Aufrechter Stand mit Handöffnung

Verschränke die Hände und streck die Arme mit den Handflächen zur Decke. Dehne dabei die Arme.

◼ Rückbeuge im Stehen

Drück die Daumen gegen den unteren Rücken. Zieh die Schulterblätter zusammen, beuge dich nach hinten und drück den Brustkorb in Richtung Decke.

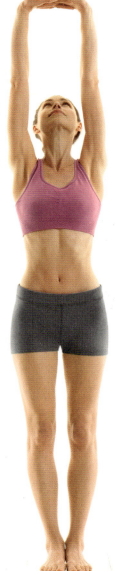

Richte den Blick auf die Hände und entspann die Schultern.

Atme tief ein und schick den Atem zu den Rippen.

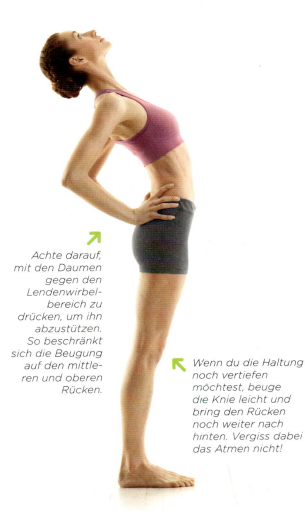

Achte darauf, mit den Daumen gegen den Lendenwirbelbereich zu drücken, um ihn abzustützen. So beschränkt sich die Beugung auf den mittleren und oberen Rücken.

Wenn du die Haltung noch vertiefen möchtest, beuge die Knie leicht und bring den Rücken noch weiter nach hinten. Vergiss dabei das Atmen nicht!

DIE ASANAS | STANDHALTUNGEN

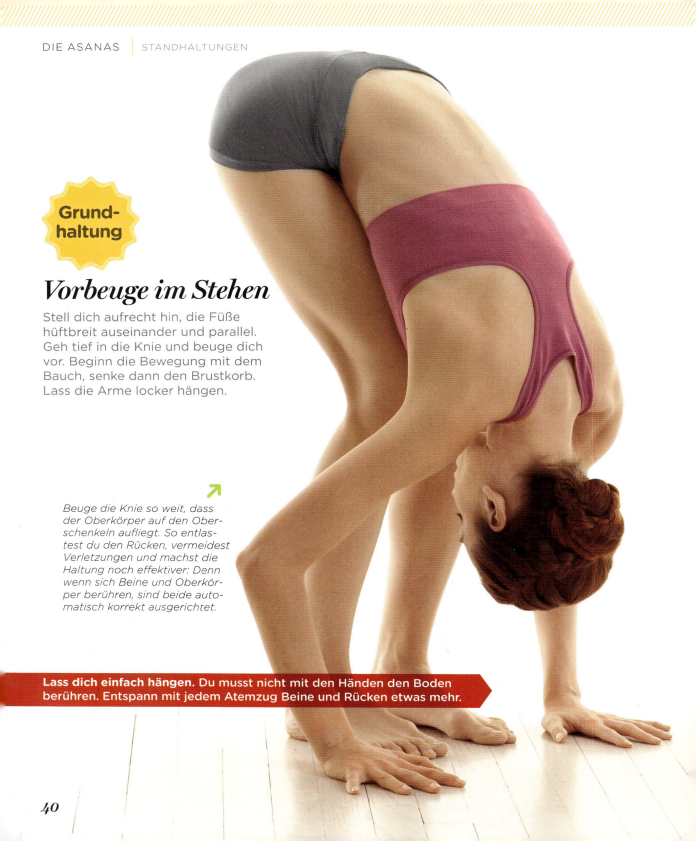

Grundhaltung

Vorbeuge im Stehen

Stell dich aufrecht hin, die Füße hüftbreit auseinander und parallel. Geh tief in die Knie und beuge dich vor. Beginn die Bewegung mit dem Bauch, senke dann den Brustkorb. Lass die Arme locker hängen.

Beuge die Knie so weit, dass der Oberkörper auf den Oberschenkeln aufliegt. So entlastest du den Rücken, vermeidest Verletzungen und machst die Haltung noch effektiver: Denn wenn sich Beine und Oberkörper berühren, sind beide automatisch korrekt ausgerichtet.

Lass dich einfach hängen. Du musst nicht mit den Händen den Boden berühren. Entspann mit jedem Atemzug Beine und Rücken etwas mehr.

◼ Vorbeuge im Stehen mit Ellbogengriff

Umfass deine Ellbogen und lass den Kopf schwer nach unten hängen.

Achte darauf, dass du das Gewicht gut auf beide Füße verteilst, damit die Beinmuskeln gleichmäßig beansprucht werden. Im Alltag stehen wir selten fest und sicher auf beiden Füßen zugleich. Überprüfe deine Haltung: Wenn sich das Becken weit hinten befindet und die Knie durchgedrückt sind, lastet dein Gewicht wahrscheinlich zu stark auf den Fersen. Schieb das Becken nach vorn, sodass es sich in direkter Linie über den Füßen befindet.

↙ Heb den Oberkörper einatmend ein bisschen an und lass ihn beim Ausatmen wieder sinken.

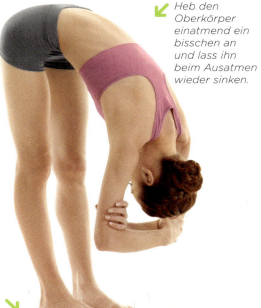

◼ Vorbeuge im Stehen mit Nackengriff

Verschränk die Hände hinter dem Nacken und zieh den Kopf sanft in Richtung Boden.

↙ Lass den Oberkörper beim Ausatmen weiter nach unten sinken.

↗ Beuge die Knie ein bisschen, falls es für dich angenehmer ist.

↙ Atme in die Seiten und dehne sie.

Wenn du die Füße hüftbreit auseinanderstellst, passen normalerweise zwei Fäuste dazwischen – probiere es ruhig aus! Die Füße sollten sich unter den Beckenknochen befinden, damit du gut im Gleichgewicht bist und Kraft aufbauen sowie Spannung abbauen kannst.

DIE ASANAS | STANDHALTUNGEN

■ *Vorbeuge im Stehen mit Wadengriff*

Löse die Hände und umfass deine Waden. Beuge die Ellbogen dabei zur Seite.

■ *Vorbeuge im Stehen mit Seitöffnung*

Setz die Finger der linken Hand etwas vor den Füßen auf den Boden. Beuge das linke Knie leicht und streck den rechten Arm nach oben. Folge der rechten Hand mit deinem Blick.

Lass den Oberkörper beim Ausatmen zu den Beinen sinken.

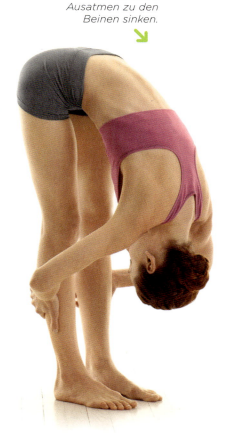

Streck den Oberkörper vom Lendenwirbelbereich bis zum Scheitel.

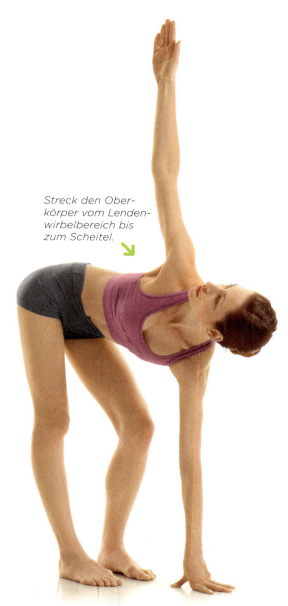

◾ Hand-Fuß-Stand

Beuge die Knie und schieb die Hände unter die Füße, sodass die Handrücken auf dem Boden liegen, die Finger zu deinen Fersen zeigen und die Zehen das Innere der Handgelenke berühren. Halte die Knie gebeugt und schick den Atem dorthin. Lass den Kopf hängen. Bleibe ein paar Atemzüge lang in dieser Position.

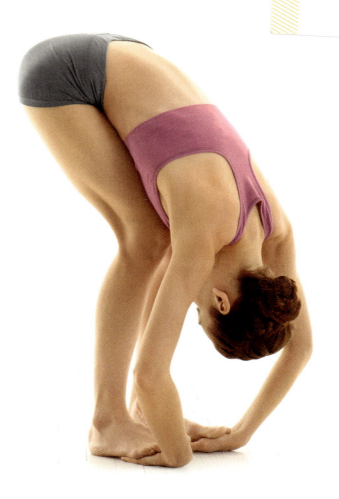

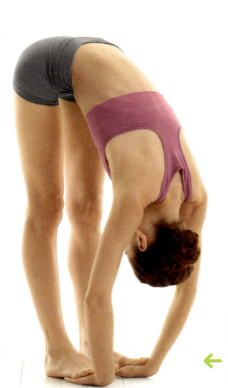

Versuch, die Beine zu strecken, sofern sich das weder in den Handgelenken noch in den Beinmuskeln unangenehm anfühlt.

SANAS | STANDHALTUNGEN

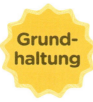

Grundhaltung

Tiefe Hocke

Geh so tief wie möglich in die Hocke, indem du die Hüften nach hinten schiebst. Dreh die Zehen etwas nach außen und setz die Füße so weit auseinander, dass du die Fersen auf dem Boden behalten kannst. Verschränke die Hände im Nacken, lass den Kopf hängen und lass den Rumpf zwischen die Beine sinken.

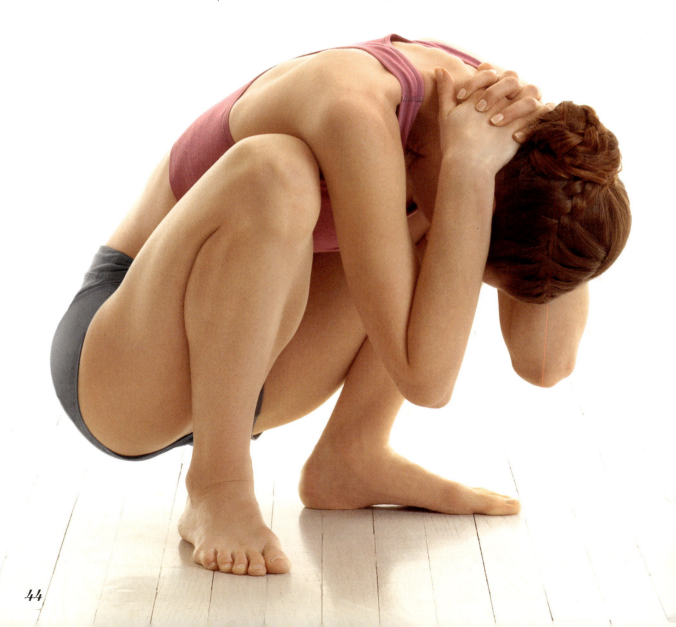

■ *Aushängen in der Hocke*

Löse die Hände. Setz sie vor dir auf den Boden und lass Kopf und Oberkörper locker hängen.

■ *Gedrehte Hocke*

Schieb die linke Schulter vor das linke Knie und leg die linke Hand auf den Boden. Drück die rechte Hand kurz oberhalb des Knies gegen den rechten Oberschenkel. Halte die Schultern gerade und den Brustkorb geöffnet. Schau über die rechte Schulter nach oben.

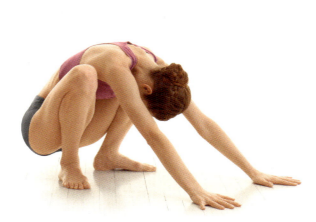

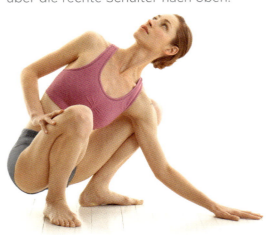

■ *Gedrehte Hocke, Arme gebunden*

Bring die Arme hinter den Rücken. Führ dabei den linken um das linke Schienbein herum. Umfass mit der linken Hand das rechte Handgelenk.

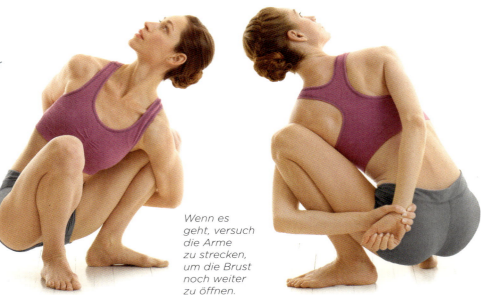

Wenn es geht, versuch die Arme zu strecken, um die Brust noch weiter zu öffnen.

DIE ASANAS | STANDHALTUNGEN

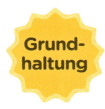

Herabschauender Hund

Komm aus dem Stand auf alle viere. Spreize die Finger und achte darauf, dass sich die Handgelenke direkt unter den Schultern und die Knie unter den Hüftknochen befinden. Stell die Zehen auf, drück die Hüften nach hinten oben und streck die Beine. Drück die Schultern Richtung Boden und entspann den Nacken. Press die Handflächen gegen die Matte und wander mit den Füßen ein paar Zentimeter nach hinten. Hebe die Hüften und senk die Fersen zur Matte. Halte Schultern und Kopf entspannt.

Gespreizte Finger geben dem Körper bei Asanas wie Brett, Hund oder Handstand eine solide Basis, sodass du Kraft aufbaust und Verletzungen vorbeugst. Spreize die Finger, als würdest du sie in nassen Sand graben.

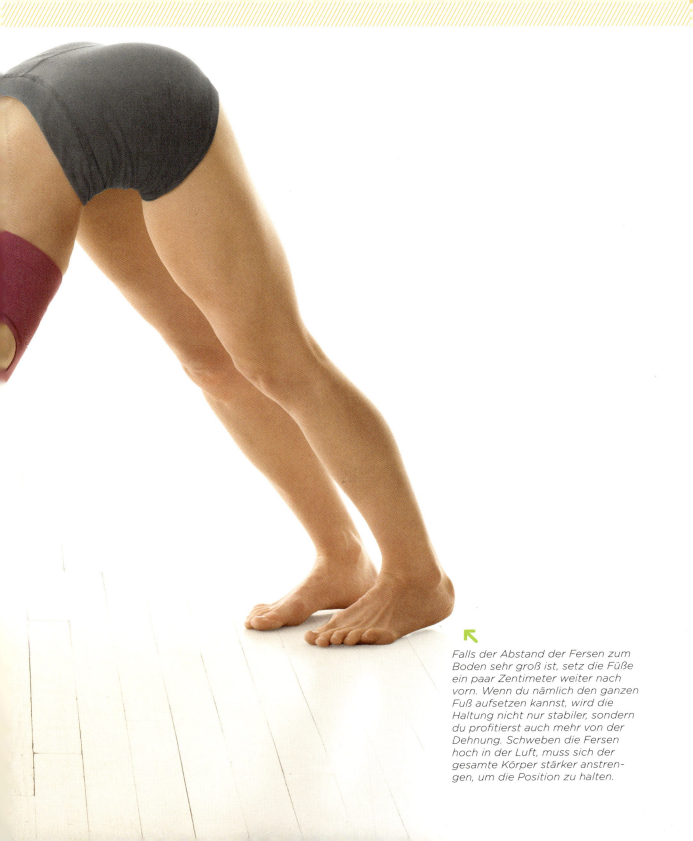

↖ Falls der Abstand der Fersen zum Boden sehr groß ist, setz die Füße ein paar Zentimeter weiter nach vorn. Wenn du nämlich den ganzen Fuß aufsetzen kannst, wird die Haltung nicht nur stabiler, sondern du profitierst auch mehr von der Dehnung. Schweben die Fersen hoch in der Luft, muss sich der gesamte Körper stärker anstrengen, um die Position zu halten.

DIE ASANAS | STANDHALTUNGEN

■ *Dreibeiniger Hund*

Heb das rechte Bein gerade in die Luft. Zieh dabei die Zehen zum Körper. Achte darauf, das Becken weiter parallel zum Boden zu halten.

Die Rückseite des Beins zeigt gerade zur Decke.

Schau nach hinten und überprüfe, ob du das Becken gerade und die Füße angewinkelt hältst.

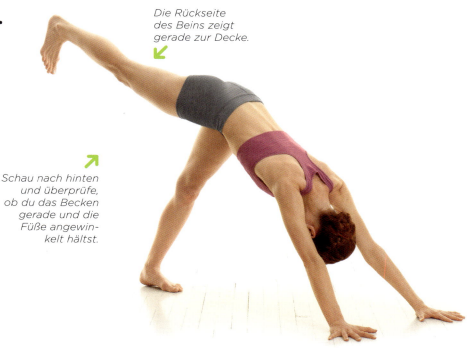

■ *Hund, Bein zur Seite*

Heb das rechte Bein gestreckt zur Seite. Die Zehen zeigen nach vorn. Rechtes Bein und Hüftknochen bilden eine Linie, die parallel zum Boden verläuft. Die Armmuskeln sind aktiv.

Bleib hier für 5 lange, tiefe Atemzüge. Dreh dann das Becken nach rechts und heb das Bein noch höher. Streck und beug den Fuß, damit sich das Fußgelenk öffnet.

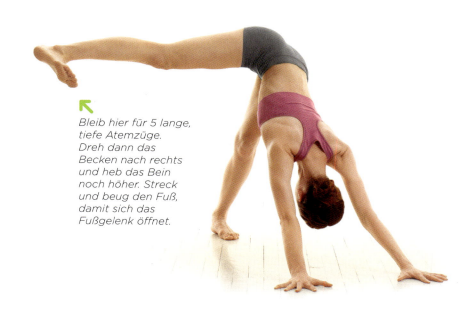

◼ *Hund, Bein zur Decke*

Dreh das Becken nach rechts und hebe das rechte Bein mit gestrecktem Fuß gerade zur Decke. Halte die Schultern dabei parallel zum Boden.

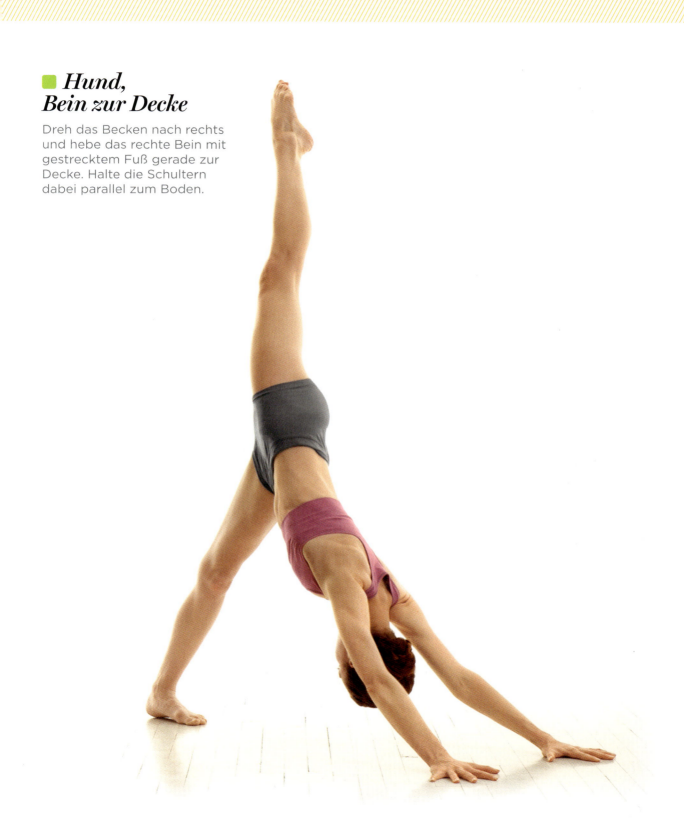

DIE ASANAS | STANDHALTUNGEN

▪ *Hund, Bein zur Decke und Hüftöffnung*

Öffne nun außer dem Becken auch die Schultern nach rechts.

▪ *Hund, Bein zur Decke und Unterarmstütz*

Leg den linken Unterarm auf dem Boden ab.

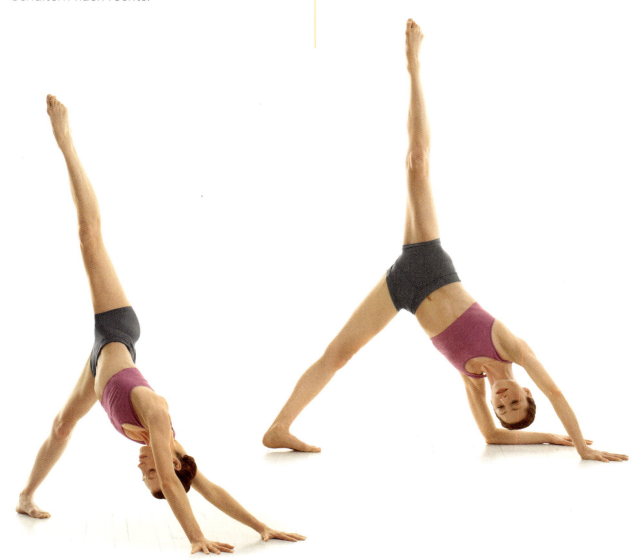

▪ *Hund, Hände auf Stuhl*

Stell dich mit dem Gesicht zu einem Stuhl. Die Füße stehen direkt unter dem Becken und parallel zueinander. Leg die Hände auf den Stuhlsitz und wandere ein paar Schritte nach hinten, bis die Arme gestreckt sind und sie mit dem Rumpf eine Linie bilden, die fast parallel zum Boden verläuft.

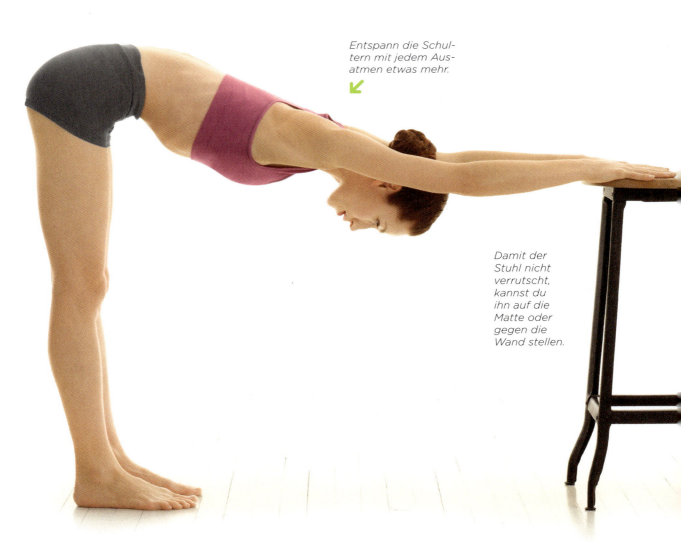

Entspann die Schultern mit jedem Ausatmen etwas mehr.

Damit der Stuhl nicht verrutscht, kannst du ihn auf die Matte oder gegen die Wand stellen.

DIE ASANAS | STANDHALTUNGEN

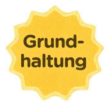

Grundhaltung

Vierfüßlerstand mit Handheben

Komm auf alle viere. Die Hände befinden sich direkt unter den Schultern, die Knie unter den Hüftknochen. Spreize die Finger und drück Handflächen und Finger fest in den Boden. Hebe und senke die Handteller 10-mal in einer langsamen, fließenden Bewegung.

Das fällt dir noch schwer? Dann schieb für den Anfang den Rumpf ein Stückchen nach hinten, sodass sich die Hüftknochen etwas hinter den Knien und die Schultern hinter den Händen befinden.

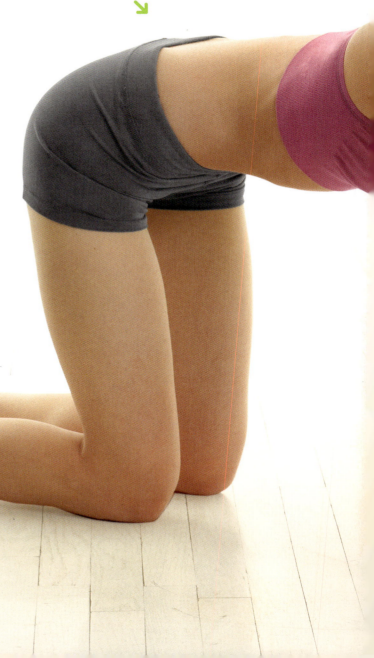

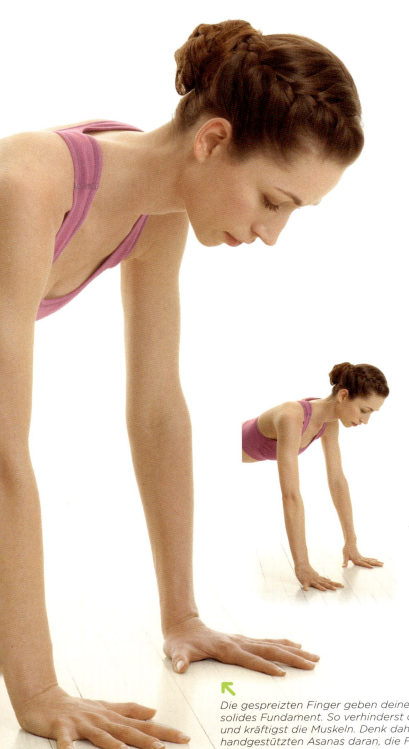

VARIANTE 1 Dreh die Hände etwas nach außen. Hebe und senke wieder die Handflächen.

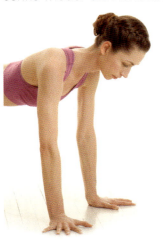

VARIANTE 2 Dreh nun die Hände etwas nach innen und wiederhol das Heben und Senken.

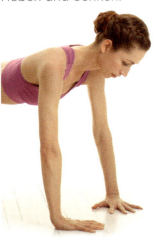

Die gespreizten Finger geben deinem Körper ein solides Fundament. So verhinderst du Verletzungen und kräftigst die Muskeln. Denk daher bei allen handgestützten Asanas daran, die Finger zu spreizen, als wolltest du sie in nassen Sand drücken.

DIE ASANAS | STANDHALTUNGEN

■ *Fäuste zueinander*

Ball die Hände zu Fäusten, beuge die Ellbogen leicht und stütz die Fäuste mit den Handrücken so auf den Boden, dass die Finger zueinander zeigen. Streck die Arme so weit, wie es mit geschlossenen Fäusten geht.

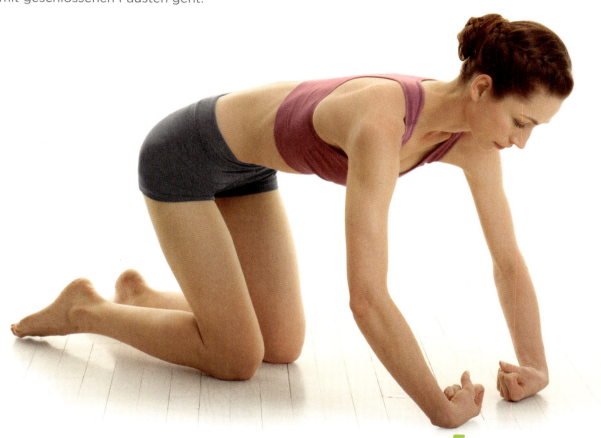

Unterarme und Handgelenke sollen eine möglichst gerade Linie bilden, ohne dass du die Fäuste lösen musst.

◼ *Handgelenksdehnung*

Stütz die Hände auf den Boden. Die Finger sind gespreizt und zeigen nach vorn. Dreh die rechte Hand rechtsherum, bis die Finger zu den Knien zeigen. Drück die Handfläche sanft in den Boden und senk das Becken in Richtung Fersen, aber nur so weit, dass es nicht wehtut: Für den Anfang reicht es, wenn die Schultern direkt über den Handgelenken bleiben.

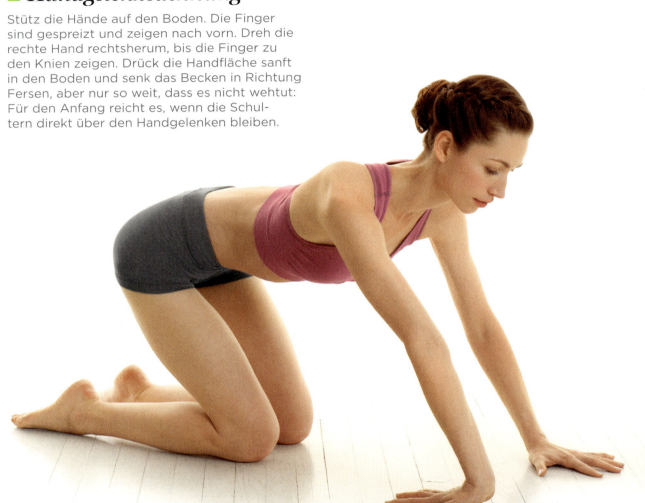

DIE ASANAS | STANDHALTUNGEN

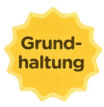

Tiefer Ausfallschritt

Mach mit rechts einen Schritt nach vorn und drück die Fingerspitzen links und rechts neben dem Fuß in den Boden. Lass den linken Fuß nach hinten wandern, bis du in einem sehr weiten, tiefen Ausfallschritt ankommst. Das rechte Bein sollte dabei tief gebeugt sein, das linke gestreckt.

Drück die linke Ferse nach hinten und lass das Becken nach unten sinken.

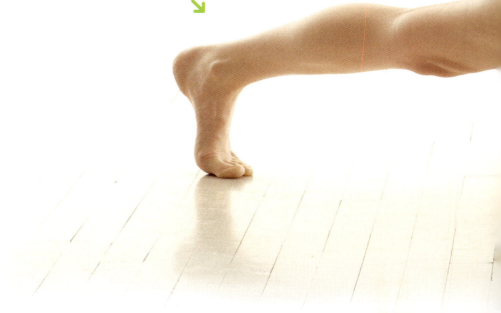

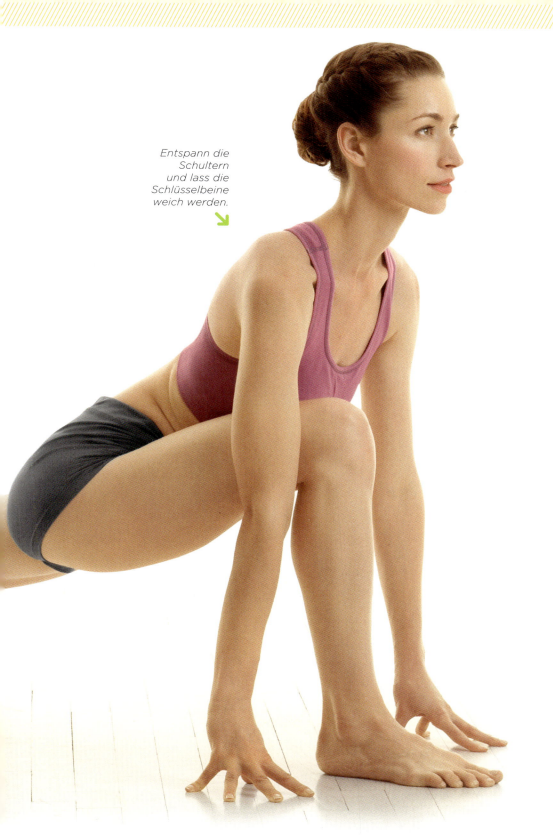

Entspann die Schultern und lass die Schlüsselbeine weich werden.

DIE ASANAS | STANDHALTUNGEN

🟩 *Tiefer Ausfallschritt, Hände auf vorderem Knie*

Senk das linke Knie auf den Boden und leg die Hände auf das rechte Knie. Zieh die Schulterblätter zusammen und lass das Becken nach vorn unten sinken.

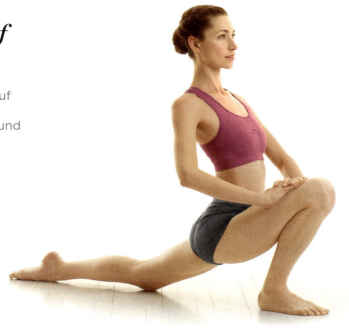

🟩 *Tiefer Ausfallschritt mit Drehung und Hüftgriff*

Leg die linke Hand aufs rechte Knie. Führ die rechte hinter dem Rücken zum linken Hüftknochen. Hebe den linken Hüftknochen an, sodass das Becken gerade steht, und stell das rechte Bein so auf, dass Boden und Schienbein einen 90-Grad-Winkel bilden. Dreh den Oberkörper nach rechts.

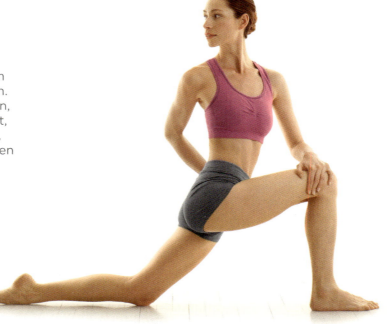

▪ *Tiefer Ausfallschritt mit Handöffnung*

Verschränk die Hände, dreh die Handflächen nach oben und streck die Arme zur Decke. Folge den Händen mit dem Blick, entspann die Schultern und lass das Becken nach vorn sinken.

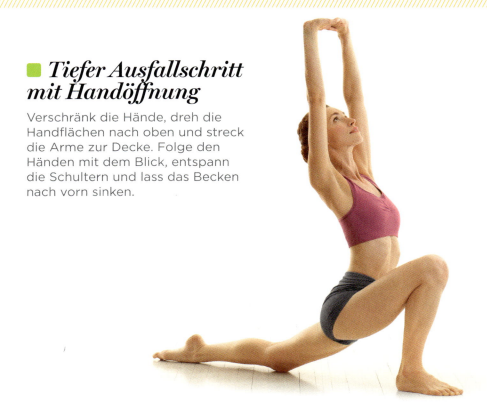

▪ *Tiefer Ausfallschritt mit Unterarmstütz (Eidechse)*

Setz die Hände zu beiden Seiten des rechten Fußes auf den Boden. Schieb den rechten Fuß zum rechten Mattenrand und achte darauf, dass Fuß und großer Zeh eine gerade Linie bilden. Stütz beide Unterarme links vom rechten Fuß auf den Boden. Streck den Brustkorb mit jedem Einatmen weiter nach vorn und lass mit jedem Ausatmen Becken und Brustkorb nach unten sinken.

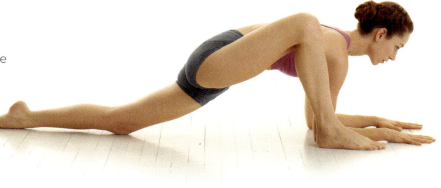

DIE ASANAS | STANDHALTUNGEN

🟩 Tiefer Ausfallschritt mit Fersensitz

Schieb dein Becken nach hinten und setz dich auf die linke Ferse. Streck das rechte Bein vor dir aus und winkle den Fuß an. Stütz dich auf beiden Seiten mit gespreizten Fingerspitzen ab. Atme ein, beuge den Rumpf nach vorn und streck dabei den Rücken. Dreh den Oberkörper ausatmend über das rechte Bein.

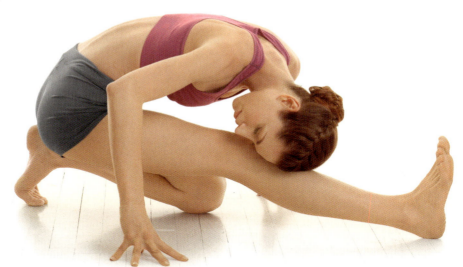

🟩 Hoher Ausfallschritt

Beuge das rechte Bein, bis sich das Knie über dem Fuß befindet und der Oberschenkel parallel zum Boden verläuft. Streck die Arme gerade nach oben. Lass das Becken sinken und entspann die Schultern. Belaste den linken Fuß und schieb die linke Ferse nach hinten, um deinen Körper zu stabilisieren.

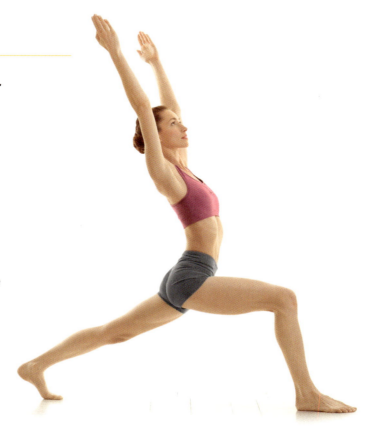

◼ *Hoher Ausfall-schritt mit Drehung*

Streck den linken Arm nach vorn, den rechten nach hinten, sodass sich Rumpf und Brustkorb nach rechts drehen. Die Schultern sollten sich über deinen Hüften befinden. Entspann die Schultern und richte den Blick nach hinten zur rechten Hand.

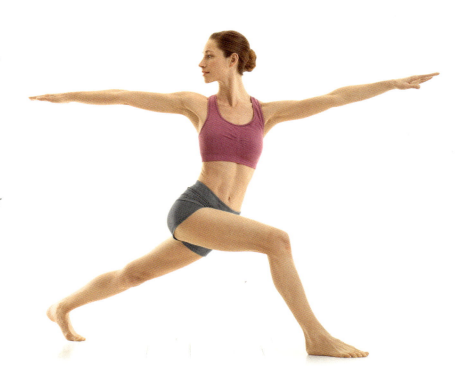

◼ *Hoher Ausfall-schritt mit Drehung und Hand am Boden*

Führ den linken Arm an der Außenseite des rechten Knies nach unten, bis du mit den Fingerspitzen den Boden berührst. Streck den rechten Arm nach oben, entspann die Schultern und folge mit dem Blick der rechten Hand.

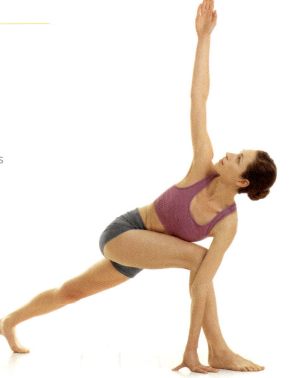

DIE ASANAS | STANDHALTUNGEN

Grund-haltung

Krieger 1

Stell dich gerade hin, die Füße hüftbreit auseinander. Mach mit links einen großen Schritt nach hinten und dreh die linken Zehen etwas nach außen, sodass du die Ferse auf den Boden aufsetzen kannst. Beuge dabei das rechte Knie, bis der Oberschenkel parallel zum Boden verläuft. Streck die Arme gerade nach oben. Schultern und Becken sollten gerade nach vorn zeigen. Schieb den rechten Hüftknochen etwas nach hinten und den linken nach vorn.

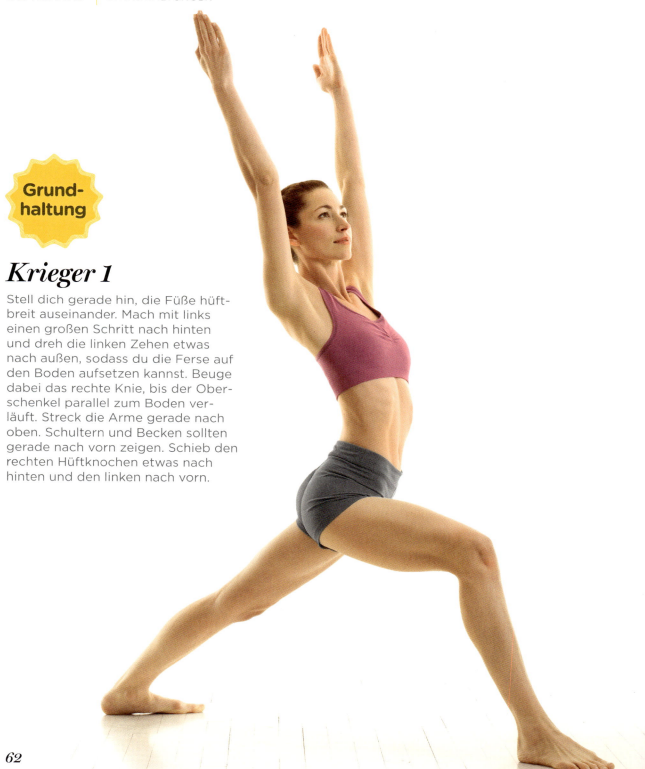

▪ *Krieger 1 mit Schulterdehnung*

Senk die Arme und verschränke die Hände hinter deinem Rücken. Hebe einatmend den Brustkorb. Beuge beim Ausatmen deinen Oberkörper an der Innenseite des rechten Beins nach vorn unten und lass den Kopf Richtung Boden sinken. Entspann die Schultern und hebe die Arme mit verschränkten Händen nach oben.

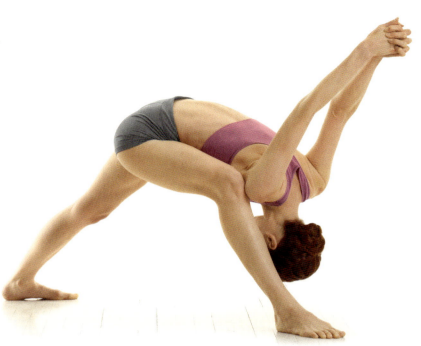

▪ *Krieger 2*

Öffne Hüften und Schulter nach links, sodass der Rumpf zur Seite zeigt. Streck den rechten Arm nach vorn, den linken nach hinten, sodass sie eine Linie parallel zum Boden bilden. Folge der rechten Hand mit dem Blick.

Streck Arme und Fingerspitzen in einer Linie nach vorn und hinten.

Lass das Becken sinken und mach den Rücken lang.

Drück die Außenkante des linken Fußes zum Boden.

DIE ASANAS | STANDHALTUNGEN

🟩 *Krieger 3*

Beuge den Oberkörper parallel zum Boden. Streck die Arme in Verlängerung des Rumpfes nach vorn. Verlager das Gewicht aufs rechte Bein und hebe das Becken. Streck das linke Bein mit angewinkeltem Fuß parallel zum Boden nach hinten.

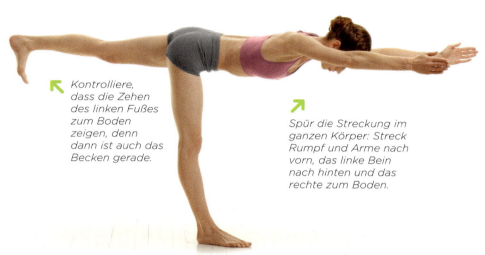

Kontrolliere, dass die Zehen des linken Fußes zum Boden zeigen, denn dann ist auch das Becken gerade.

Spür die Streckung im ganzen Körper: Streck Rumpf und Arme nach vorn, das linke Bein nach hinten und das rechte zum Boden.

🟩 *Krieger 3, Finger am Boden*

Senk die Arme und drück die Fingerspitzen eine Handbreit vor dem rechten Fuß auf den Boden.

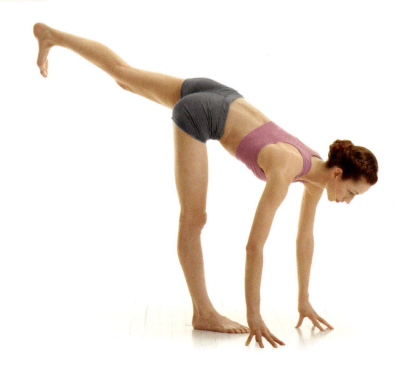

🟩 *Krieger 3, Hände am Schienbein*

Leg die Hände auf die Vorderseite des rechten Schienbeins.

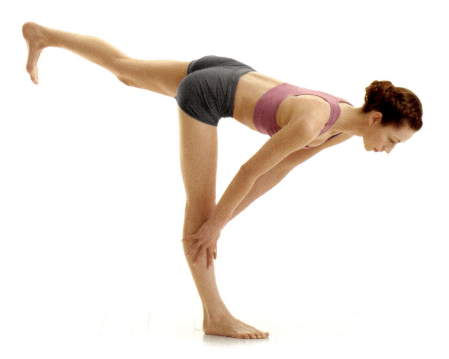

🟩 *Umgekehrter Krieger*

Setz den linken Fuß wieder auf den Boden. Leg die linke Hand auf die Außenseite der linken Wade und streck den rechten Arm nach oben. Halte das Becken gesenkt und folge mit dem Blick der rechten Hand.

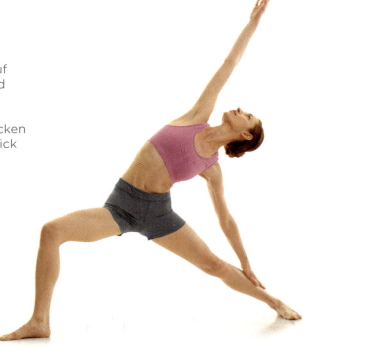

DIE ASANAS | STANDHALTUNGEN

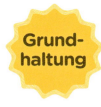

Grundhaltung

Dreieck

Mach einen tiefen Ausfallschritt. Der linke Fuß zeigt dabei nach vorn, der rechte zur Seite. Öffne Becken und Schultern nach rechts und streck das linke Bein. Streck den linken Arm nach vorn, den rechten nach hinten aus. Neige den Oberkörper von den Rippen ausgehend zum linken Bein, dabei bleibt er weiter nach rechts geöffnet. Du kannst die linke Hand entweder auf das linke Schienbein legen oder die Fingerspitzen hinter dem linken Fuß auf die Matte aufsetzen. Der rechte Arm zeigt zur Decke. Folge der rechten Hand mit dem Blick.

◼ *Dreieck mit Block*

Stell einen Block dicht neben deinen linken Fuß. Stütz die linke Hand fest darauf, streck den rechten Arm nach oben und folge der rechten Hand mit dem Blick.

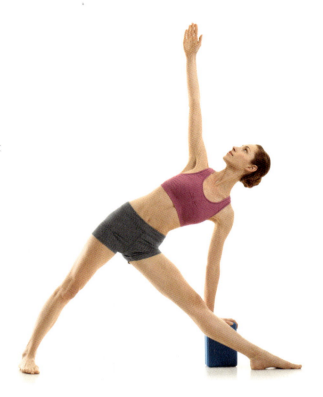

◼ *Gedrehtes Dreieck*

Stütz die Fingerspitzen der rechten Hand links von deinem linken Fuß auf den Boden. Öffne die Schultern nach links und streck den linken Arm nach oben. Setz den rechten Fuß ein Stück nach vorn und drück die Ferse auf die Matte, sodass die Zehen etwas nach rechts zeigen. Stelle das Becken gerade, indem du den linken Hüftknochen etwas nach hinten und den rechten nach vorn schiebst.

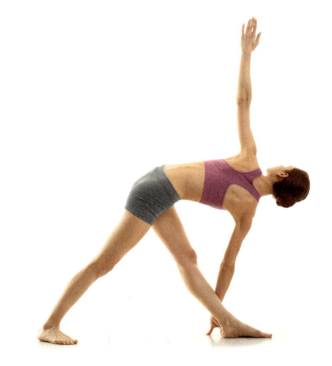

DIE ASANAS | STANDHALTUNGEN

🟩 Gestreckter seitlicher Winkel

Beug das linke Bein, setz die Fingerspitzen deiner linken Hand neben die Innenseite des linken Fußes. Öffne Rumpf und Schultern nach rechts und streck den rechten Arm am Ohr vorbei nach vorn. Drück mit der linken Hand gegen den Boden. Folge der rechten Hand mit dem Blick.

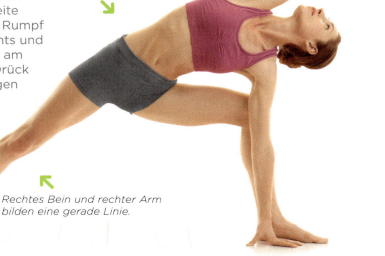

Atme in die gedehnten Flanken.

Rechtes Bein und rechter Arm bilden eine gerade Linie.

🟩 Gestreckter seitlicher Winkel mit Block

Leg einen Block innen neben deinen linken Fuß und stütz die linke Hand darauf. Führ den rechten Arm am Ohr vorbei nach vorn und öffne den gesamten Rumpf. Richte den Blick auf die rechte Hand.

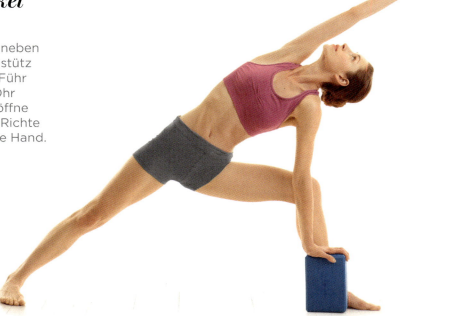

◾ *Gedrehter seitlicher Winkel*

Führ den linken Arm unter dem linken Oberschenkel hindurch nach hinten und fass das rechte Handgelenk hinter deinem Rücken. Öffne den Rumpf nach rechts. Dreh den Kopf nach rechts. Halte den Oberkörper so weit wie möglich vom linken Oberschenkel entfernt.

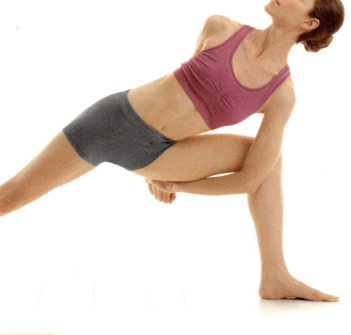

◾ *Vorbeuge in Schrittstellung mit Blöcken*

Mach mit rechts einen etwa 70 Zentimeter großen Schritt nach vorn. Stell zwei Blöcke links und rechts vom rechten Fuß auf und stütz die Hände darauf. Schieb den rechten Hüftknochen nach hinten, sodass dein Becken gerade nach vorn gerichtet ist. Streck die Beine und beuge den Oberkörper gestreckt vor.

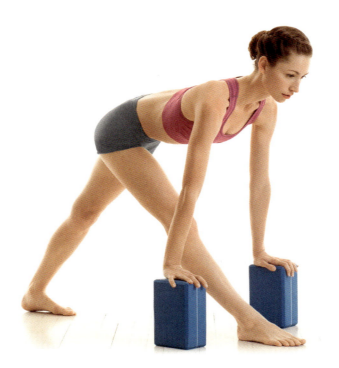

DIE ASANAS | STANDHALTUNGEN

▪ *Vorbeuge in Schrittstellung*

Setz die Fingerspitzen zu beiden Seiten des rechten Fußes auf den Boden. Die Ellbogen sind leicht gebeugt. Lass den Oberkörper über dem rechten Bein nach unten hängen.

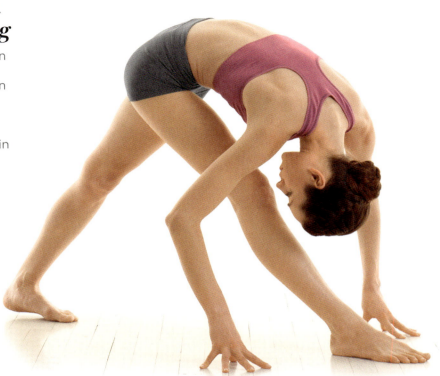

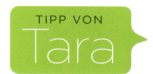

TIPP VON Tara

MEHR DEHNUNG

Schieb den rechten Hüftknochen nach hinten, damit das Becken gerade ist. So können sich Verspannungen lösen, und die Muskeln auf der Rückseite des Oberschenkels werden geschmeidiger.

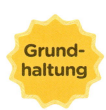

Grund-haltung

Stuhl

Stell dich aufrecht hin. Die Füße stehen direkt unter dem Becken. Geh tief in die Knie und streck die Arme über den Kopf nach oben.

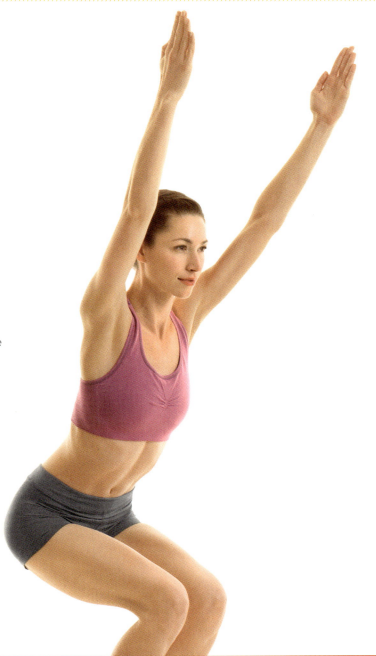

Versuch dabei den Rücken gerade zu halten. Die Versuchung ist groß, ins Hohlkreuz zu gehen – zieh daher den Bauch ein und schieb das Steißbein nach vorn.

DIE ASANAS | STANDHALTUNGEN

🟩 *Baum*

Streck die Beine. Fass mit der rechten Hand das rechte Fußgelenk und drück die Fußsohle gegen den linken Oberschenkel. Sobald du stabil stehst, streck die Arme zur Decke.

🟩 *Spagat im Stehen*

Setz deine Fingerspitzen ein Stück neben den Füßen auf den Boden. Streck dein linkes Bein mit gestrecktem Fuß so weit wie möglich zur Decke. Lass den Kopf Richtung Schienbein sinken.

Es ist leichter, das Gleichgewicht zu halten, wenn du den Körper gleichmäßig in alle Richtungen streckst. Stell dir vor, dein linker Fuß wird an einem Faden hochgezogen, während der rechte von einem Magneten nach unten gezogen wird.

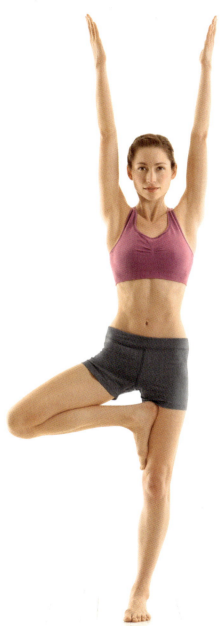
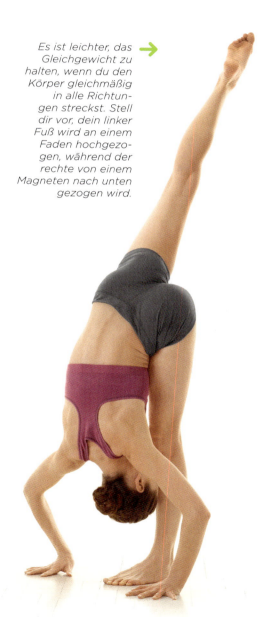

■ Vom Spagat im Stehen in die Hocke

Geh einatmend in die Knie und senke die Hüften Richtung Boden. Führ das rechte Knie zur Außenseite des linken Fußgelenks. Du hockst jetzt ein paar Zentimeter über dem Boden. Das rechte Schienbein bildet eine Linie parallel zum Boden. Der Fuß ist gestreckt.

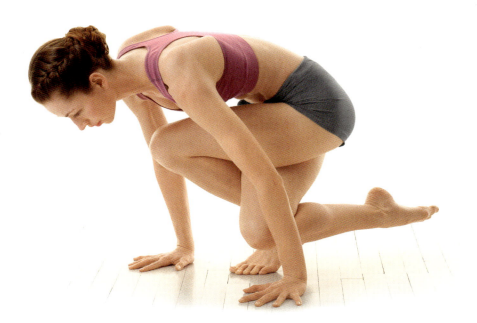

■ Hand-Fuß-Haltung mit Drehung

Stell dich wieder aufrecht hin. Zieh das rechte Knie zur Brust und fass mit der linken Hand die Außenseite des rechten Fußes. Streck das rechte Bein nach vorn und zieh dabei den unteren Rücken ang. Öffne den Rumpf nach rechts und streck den rechten Arm parallel zum Boden hinter dir aus. Folge der rechten Hand mit dem Blick.

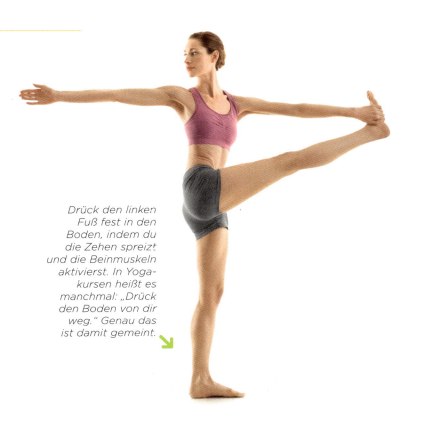

Drück den linken Fuß fest in den Boden, indem du die Zehen spreizt und die Beinmuskeln aktivierst. In Yogakursen heißt es manchmal: „Drück den Boden von dir weg." Genau das ist damit gemeint.

DIE ASANAS | STANDHALTUNGEN

◼ *Aufrechter Stand, Knie angezogen*

Hebe das gebeugte rechte Bein und zieh es mit beiden Händen zur Brust. Du kannst das linke Bein etwas beugen, falls dir das hilft, die Balance zu halten.

◼ *Hand-Zeh-Haltung*

Umfass den rechten großen Zeh mit dem Zeige- und Mittelfinger der rechten Hand. Stütz die linke Hand in die Seite – das hilft dir, das Gleichgewicht zu halten. Streck Rücken und Standbein. Versuch, das rechte Bein ebenfalls zu strecken.

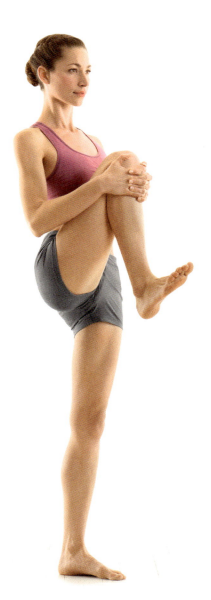
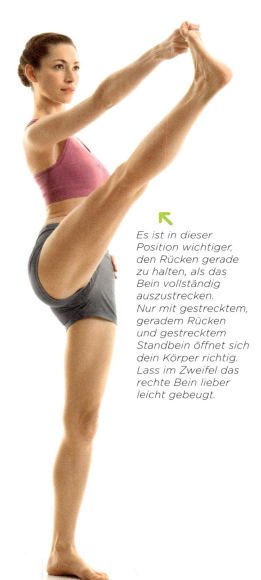

Es ist in dieser Position wichtiger, den Rücken gerade zu halten, als das Bein vollständig auszustrecken. Nur mit gestrecktem, geradem Rücken und gestrecktem Standbein öffnet sich dein Körper richtig. Lass im Zweifel das rechte Bein lieber leicht gebeugt.

◼ Hand-Zeh-Haltung zur Seite

Behalte die Position des Zehengriffs bei, aber streck das Bein nun zur rechten Seite aus.

◼ Tänzer

Zieh wieder das rechte Knie zur Brust und umfass mit der rechten Hand von innen das Schienbein (oder das Fußgelenk). Streck das Bein hinter dir so hoch wie möglich zur Decke und halte es dabei gefasst. Streck den linken Arm nach oben, um das Gleichgewicht zu wahren.

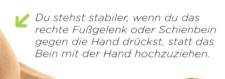

Du stehst stabiler, wenn du das rechte Fußgelenk oder Schienbein gegen die Hand drückst, statt das Bein mit der Hand hochzuziehen.

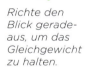

Richte den Blick geradeaus, um das Gleichgewicht zu halten.

DIE ASANAS | STANDHALTUNGEN

🟩 *Halbmond*

Beuge dich aus der Hüfte heraus nach rechts und setz die Fingerspitzen der rechten Hand ein Stück vor dem rechten Fuß auf den Boden. Streck die Beine. Hebe das linke Bein gestreckt nach hinten, sodass es parallel zum Boden ist. Zieh die Zehen zum Schienbein. Öffne Becken, Rumpf und Schultern nach links und hebe den linken Arm zur Decke. Folge der linken Hand mit dem Blick.

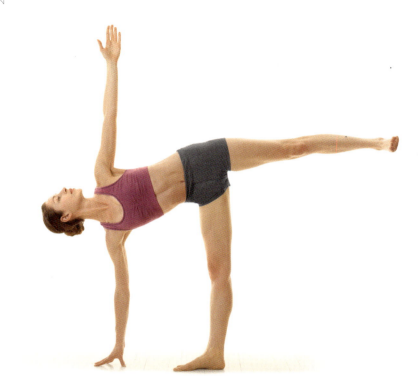

🟩 *Gedrehter Halbmond*

Bleib auf dem rechten Bein stehen. Setz die Fingerspitzen der linken Hand direkt unter der linken Schulter auf den Boden. Richte das Becken gerade nach vorn und öffne Oberkörper und Schultern nach rechts. Streck den rechten Arm nach oben.

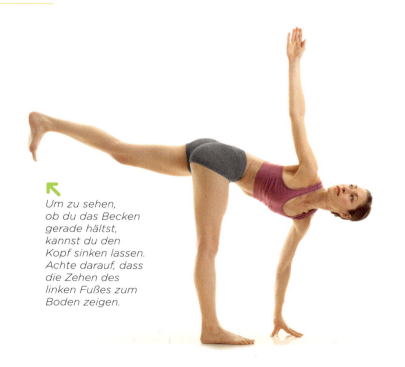

Um zu sehen, ob du das Becken gerade hältst, kannst du den Kopf sinken lassen. Achte darauf, dass die Zehen des linken Fußes zum Boden zeigen.

76

◼ *Halbmond, Knie angezogen*

Dreh den Rumpf nach links. Stütz dich mit den Fingerspitzen der rechten Hand auf dem Boden ab und hebe die linke hoch. Beuge das linke Knie und umfass den linken Fuß mit der linken Hand. Zieh den linken Fuß sanft hinter das Becken, sodass das Knie nach hinten und oben zeigt. Öffne den Brustkorb und schau nach oben.

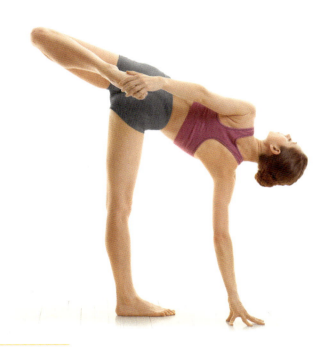

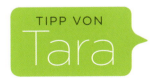

DEN BRUSTKORB ÖFFNEN

Wenn du bei Haltungen wie dem Halbmond und seinen Varianten Brustkorb und Schultern öffnest, dann achte darauf, dass Nacken und Brustbereich entspannt sind. So kannst du den Oberkörper leichter drehen.

DIE ASANAS

Sitz-
haltungen

Sitzhaltungen lösen Verspannungen im Körper, vor allem in Hüften und Po, und beruhigen den Geist. Sie werden vor allem beim Aufwärmen, Abkühlen und Meditieren eingesetzt.

Grund-haltung

Aufrechter Sitz

Setz dich bequem, aber aufrecht in den Schneidersitz. Leg die Handflächen auf die Oberschenkel und lass die Schultern entspannt fallen. Zieh den Bauch in Richtung Wirbelsäule und achte darauf, die Schlüsselbeine offen und entspannt zu halten.

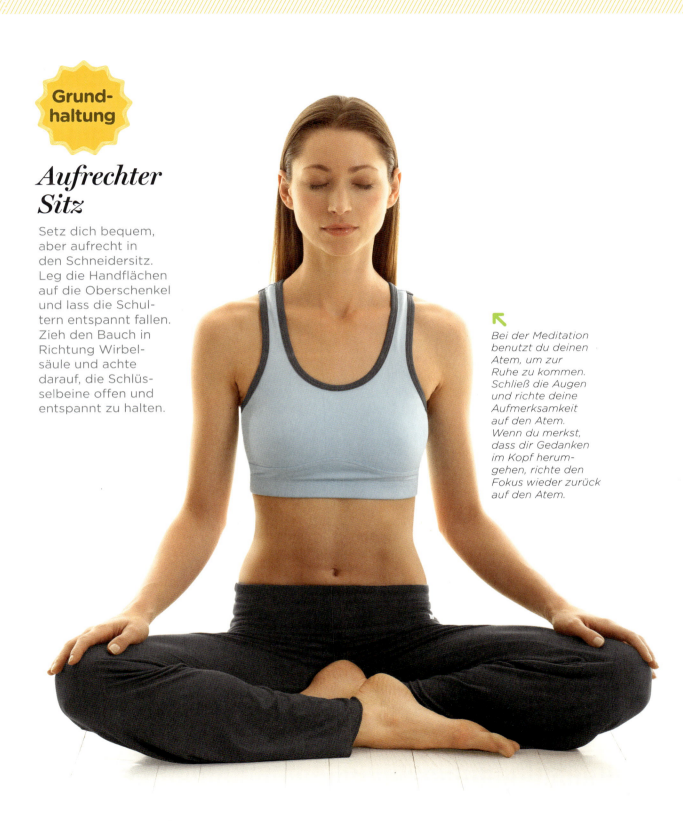

Bei der Meditation benutzt du deinen Atem, um zur Ruhe zu kommen. Schließ die Augen und richte deine Aufmerksamkeit auf den Atem. Wenn du merkst, dass dir Gedanken im Kopf herumgehen, richte den Fokus wieder zurück auf den Atem.

DIE ASANAS | SITZHALTUNGEN

■ *Aufrechter Sitz mit Block*

Setz dich auf einen Block und verschränke die Beine. Die Knie fallen entspannt zur Seite.

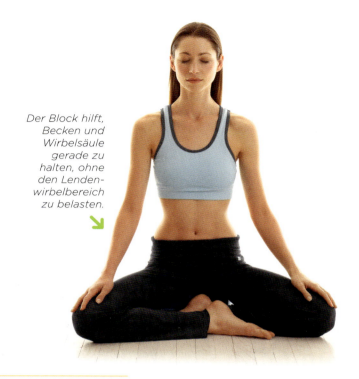

Der Block hilft, Becken und Wirbelsäule gerade zu halten, ohne den Lendenwirbelbereich zu belasten.

■ *Aufrechter Sitz, Arme in V-Haltung*

Setz dich bequem, aber aufrecht auf den Boden und streck die Arme V-förmig nach oben. Gib beim Einatmen Gewicht aus deinem Körper ab und löse beim Ausatmen bewusst angespannte Stellen, vor allem in den Schultern.

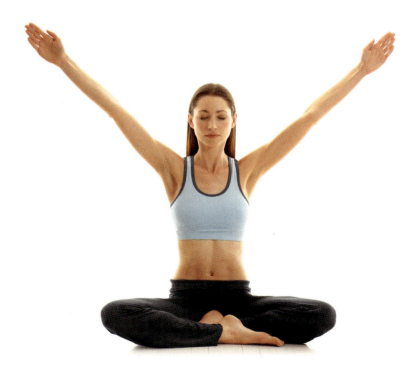

▪ *Aufrechter Sitz, Arme zur Seite*

Setz dich bequem aufrecht hin und streck die Arme seitlich aus. Die Handflächen zeigen zur Seite.

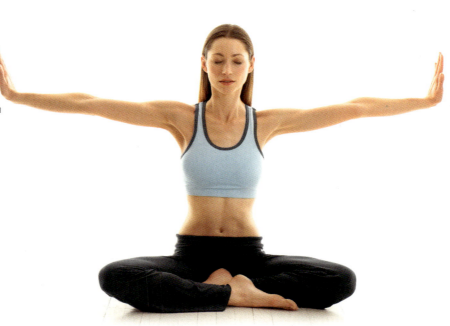

▪ *Aufrechter Sitz mit Handöffnung*

Verschränk die Hände, streck die Arme nach oben und dreh die Handflächen nach außen. Lass die Schultern entspannt sinken und schau auf deine Hände. Du kannst diese Haltung auch einnehmen, während du auf einem Stuhl sitzt und beide Füße nebeneinander in den Boden drückst.

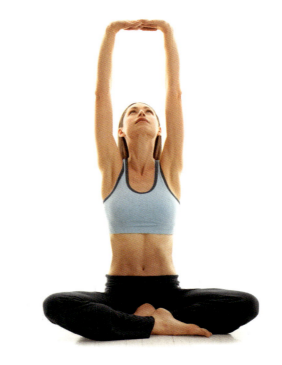

DIE ASANAS | SITZHALTUNGEN

🟩 *Seitbeuge im Sitzen*

Streck den rechten Arm nach oben. Beuge den Oberkörper in der Taille nach links und stütz den linken Unterarm auf den Boden. Dreh den Kopf nach rechts und schau zu deiner rechten Hand.

Achte darauf, wie sich der Brustkorb beim Einatmen dehnt und beim Ausatmen entspannt.

Streck den Arm mit jedem Einatmen ein Stückchen weiter. Zieh den Rumpf bei jedem Ausatmen etwas länger.

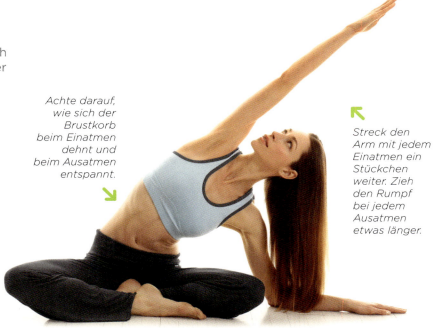

🟩 *Aufrechter Sitz mit Brustöffnung*

Stütz die Fingerspitzen beider Hände hinter dir auf und drück sie in den Boden. Hebe dabei das Brustbein.

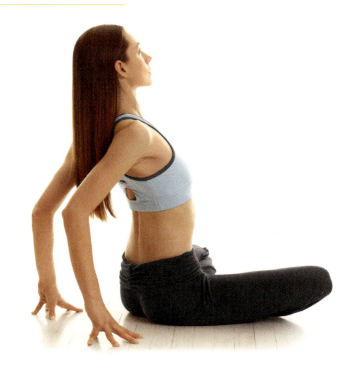

82

Aufrechter Sitz mit Drehung

Leg die rechte Hand aufs linke Knie und stütz die linke mit den Fingerspitzen hinter dir auf den Boden. Richte dich beim Einatmen auf und dreh den Oberkörper beim Ausatmen nach links.

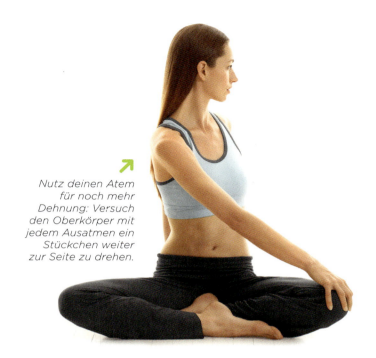

Nutz deinen Atem für noch mehr Dehnung: Versuch den Oberkörper mit jedem Ausatmen ein Stückchen weiter zur Seite zu drehen.

TIPP VON Tara

ENTSPANN DICH!

Beim Yoga gibt es keine Bonuspunkte dafür, dass du Muskeln anspannst, die du für die jeweilige Haltung gar nicht brauchst. Damit verhinderst du nur, dass dein Körper Kraft und Beweglichkeit entwickelt. Entspann daher alle Muskeln, die gerade nicht im Einsatz sind!

DIE ASANAS | SITZHALTUNGEN

Grundhaltung

Vorbeuge im Sitzen

Streck die Beine nach vorn aus, die Zehen sind nach oben gerichtet. Führ die Arme nach oben und beuge den gesamten Oberkörper gerade nach vorn. Fass deine Füße.

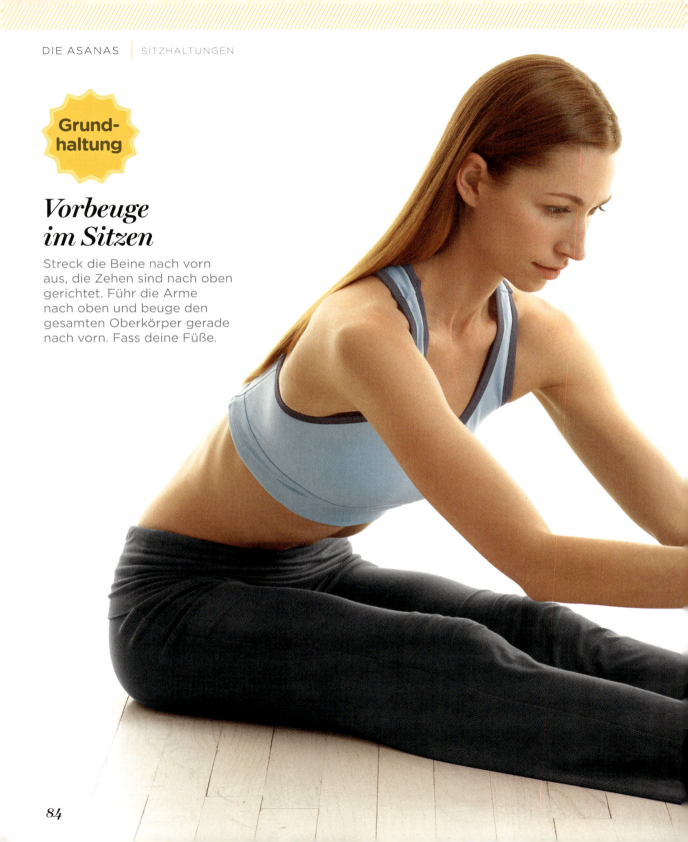

Grätsche

Grätsch die gestreckten Beine und winkle die Füße an. Beuge den Rumpf aus der Hüfte heraus vor und leg die Unterarme auf dem Boden ab.

Nutz bei schwierigen Asanas lieber deinen Atem als pure Muskelkraft: Öffne die Beine mit jedem Ausatmen etwas mehr.

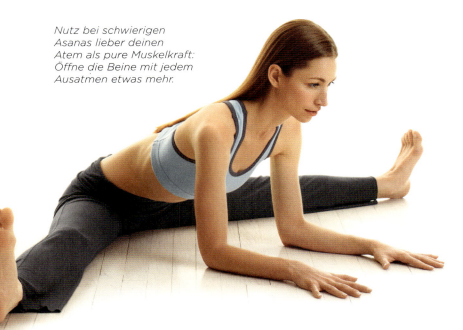

Um noch stärker in die Grätsche zu gehen, kannst du dich mit der linken Hand vor, mit der rechten hinter dem Becken abstützen. Drück die Finger in den Boden, hebe die Hüften und schieb sie vor. Senk das Becken sanft zu Boden.

Versuch nicht, um jeden Preis so weit wie möglich die Beine zu grätschen. Die Haltung öffnet deinen Körper besser, wenn du weniger Druck ausübst. Lass dir Zeit.

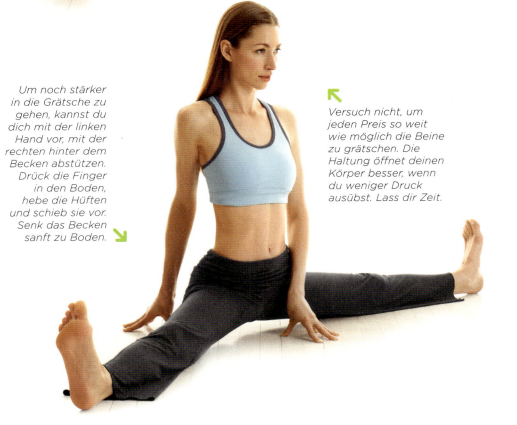

DIE ASANAS | SITZHALTUNGEN

🟩 *Grätsche mit Drehung*

Fass mit der linken Hand den rechten Fuß und stütz die Fingerspitzen der rechten neben dir auf den Boden. Beuge dich aus der Hüfte heraus über das rechte Bein und richte den Blick auf die rechte Hand.

↙ *Heb die rechte Schulter etwas und senk die linke, um dich noch besser zu dehnen.*

🟩 *Vorbeuge im Sitzen, Beine geöffnet*

Öffne die Beine etwas breiter als hüftbreit. Winkle die Füße an und beuge die Knie etwas. Fass deine Zehen, beuge dich aus der Hüfte heraus vor und zieh deinen Oberkörper in die Länge.

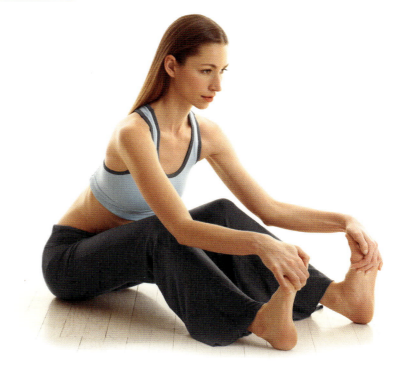

88

◼ Vorbeuge im Sitzen, Bein angewinkelt

Zieh den linken Fuß unter den rechten Oberschenkel und lass das linke Knie seitlich zu Boden sinken. Streck die Arme zur Decke und atme in den Brustkorb ein. Lass den Oberkörper ausatmend sinken und umfass den rechten Fuß mit beiden Händen.

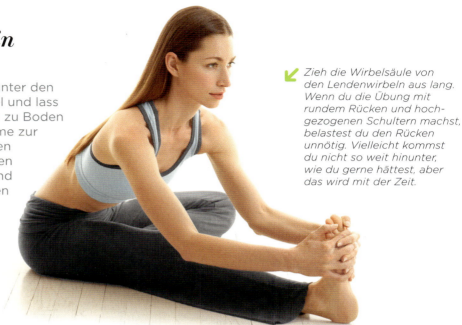

↙ Zieh die Wirbelsäule von den Lendenwirbeln aus lang. Wenn du die Übung mit rundem Rücken und hochgezogenen Schultern machst, belastest du den Rücken unnötig. Vielleicht kommst du nicht so weit hinunter, wie du gerne hättest, aber das wird mit der Zeit.

◼ Vorbeuge im Schneidersitz

Setz dich in den Schneidersitz und beuge dich sanft aus den Hüften heraus vor. Streck die Arme vor dir auf der Matte aus. Lass bei jedem Ausatmen etwas mehr Spannung aus deinem Körper entweichen.

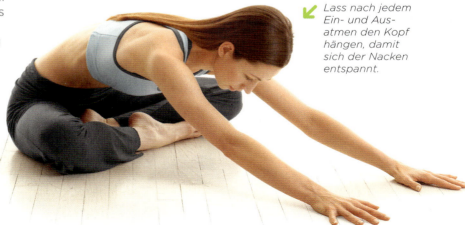

↙ Lass nach jedem Ein- und Ausatmen den Kopf hängen, damit sich der Nacken entspannt.

DIE ASANAS | SITZHALTUNGEN

■ *Beinwiege im Sitzen*

Streck beide Beine mit angewinkelten Füßen vor dir aus. Beuge das linke Knie und zieh das Fußgelenk zum Becken. Beuge das rechte Knie ebenfalls und hebe es zum Oberkörper, bis das Schienbein eine parallele Linie zum Boden bildet. Setz die Fußsohle des rechten Fußes in die linke Armbeuge und verschränke die Arme um das Bein herum. Halte den Rücken gerade und versuch, das Bein näher zur Brust zu ziehen.

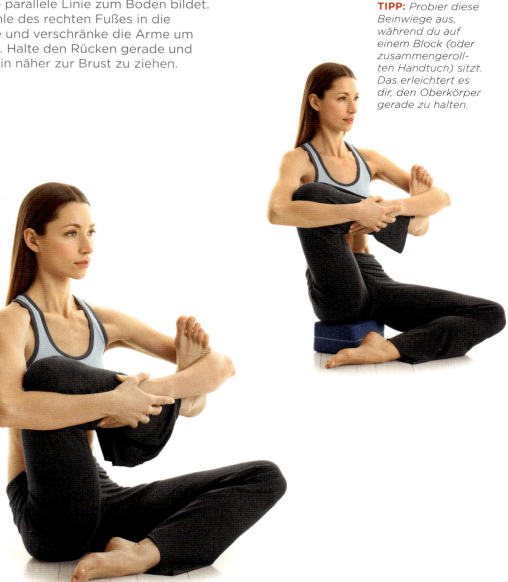

TIPP: *Probier diese Beinwiege aus, während du auf einem Block (oder zusammengerollten Handtuch) sitzt. Das erleichtert es dir, den Oberkörper gerade zu halten.*

90

■ *Halber Drehsitz*

Streck das linke Bein aus. Stell den rechten Fuß außen neben den linken Oberschenkel. Atme ein und streck den linken Arm zur Decke. Umfass beim Ausatmen das rechte Knie mit dem linken Arm. Drück die Fingerspitzen der rechten Hand hinter der Hüfte in den Boden.

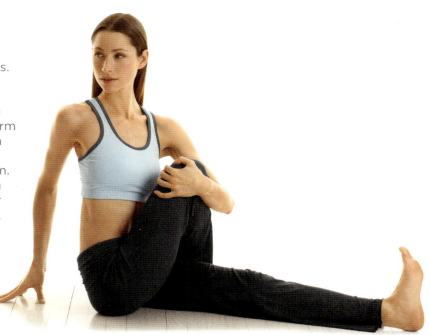

Stell dir eine spiralförmig gestreifte Zuckerstange vor: Dein Oberkörper dreht sich wie einer der roten Streifen um deine Wirbelsäule. Richte dich beim Einatmen gerade auf und dreh dich beim Ausatmen noch ein Stückchen weiter. Wiederhol das mit jedem Atemzug, um von dieser Haltung wirklich zu profitieren.

Versuch, den linken Ellbogen direkt oberhalb des Knies gegen das rechte Bein zu drücken, statt es zu umfassen.

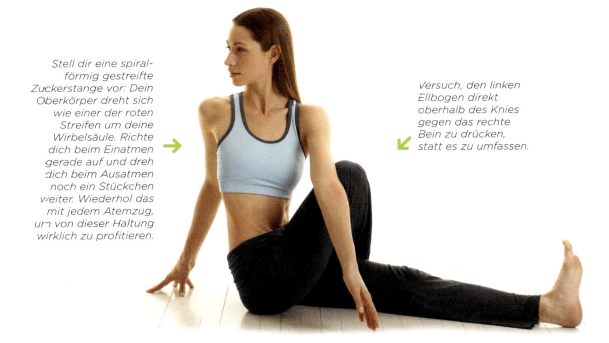

DIE ASANAS | SITZHALTUNGEN

◾ *Boot, Beine gebeugt*

Setz dich gerade hin, die Beine vor dir ausgestreckt. Beuge die Knie, winkle die Füße an und hebe die Beine, bis die Schienbeine parallel zum Boden verlaufen. Hebe den Brustkorb und halte den Rücken gerade.

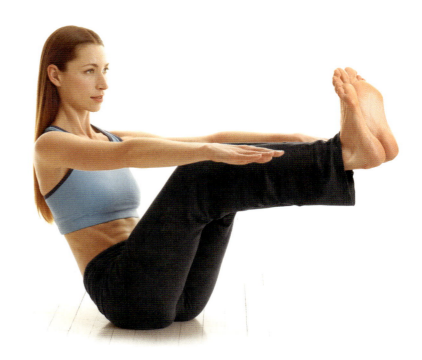

◾ *Boot mit Drehung*

Dreh die Knie zur einen, die ausgestreckten Arme zur anderen Seite.

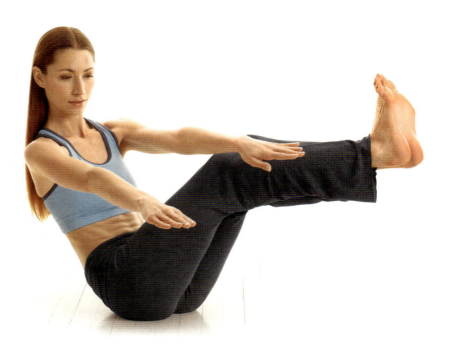

▪ Rückenschaukel

Leg dich auf den Rücken. Zieh die Knie an den Körper und umfass deine Schienbeine. Versetz dich in eine sanfte Schaukelbewegung: Lass dich erst ein kleines Stück, dann immer weiter über die Wirbelsäule vor und zurück rollen. Genieß diese Wirbelsäulenmassage! Versuch dabei, den Abstand zwischen Kopf und Knien konstant zu halten.

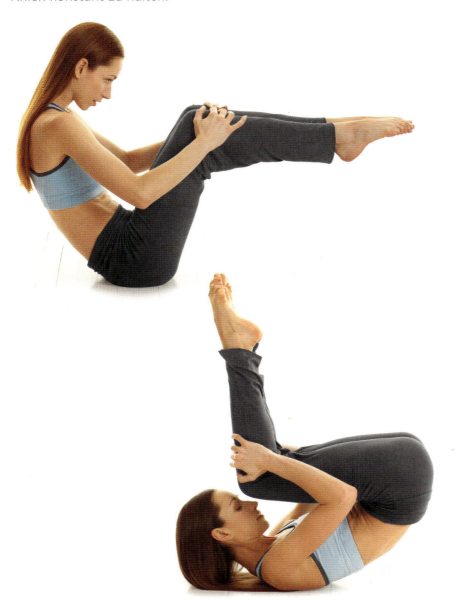

TIPP VON Tara

KRÄFTIGE DEN CORE

Um deinen Core, also die Kernmuskulatur deines Rumpfes, zu aktivieren, achte darauf, bei diesen Asanas den Bauch nach innen oben zu ziehen. Es ist ein typischer Fehler, den Bauch nach außen zu drücken, sobald die Bauchmuskeln arbeiten. Wenn du ihn stattdessen einziehst, kräftigst du die tiefe Muskulatur und sorgst so für einen flachen Bauch. Mit einem trainierten Core werden dir auch anstrengende Asanas viel leichter fallen.

DIE ASANAS | SITZHALTUNGEN

Die drei Affen

Die Bewegungen auf diesen Seiten sind von der Weisheit der drei Affen inspiriert: nichts Böses sehen, nichts Böses hören, nichts Böses sagen. Sicher hast du diese Figuren schon einmal gesehen, bei denen sich die eine die Augen, die zweite die Ohren und die dritte den Mund zuhält.

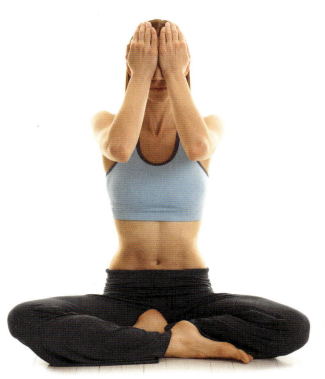

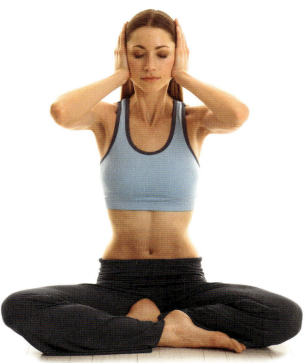

„NICHTS BÖSES SEHEN"
Entspannung fürs Auge

Reibe die Handflächen gegeneinander, bis sie warm werden. Schließ die Augen und bedeck sie sanft mit den angewärmten Handballen. Die Finger zeigen dabei nach oben und liegen auf der Stirn.

Diese simple Übung hilft wunderbar, wenn die Augen durch zu viel Computerarbeit angestrengt sind, aber auch gegen Kopfschmerzen und zur Beruhigung.

„NICHTS BÖSES HÖREN"
Entspannung fürs Ohr

Reibe die Handflächen gegeneinander, bis sie warm werden, und leg sie auf die Ohren. Die Finger zeigen nach oben und liegen seitlich am Kopf.

Diese Übung ist sehr nützlich, um Lärm von außen zum Schweigen zu bringen, sich auf den eigenen Atem zu fokussieren und äußere Ablenkungen auszublenden.

Manchmal gesellt sich noch eine vierte dazu, die die Arme vor dem Körper verschränkt und für die Maxime „nichts Böses tun" steht. Das weitverbreitete Motiv stammt von einer Schnitzerei aus dem 17. Jahrhundert, die sich am Tōshō-gū-Schrein im japanischen Nikkō befindet. Die entsprechenden Grundsätze gelangten vermutlich mit einer buddhistischen Legende im 8. Jahrhundert von China nach Japan. Heute betrachten wir die Affen meist als Symbol für den Schutz vor Angst und Sorgen – laut Yogalehren also vor dem Bösen.

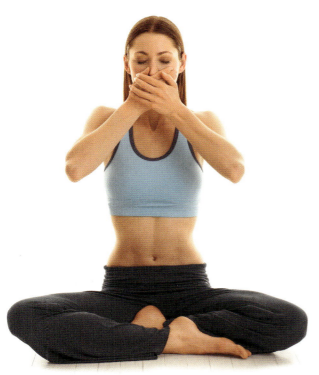

„NICHTS BÖSES SAGEN"
Entspannung für den Kiefer

Reibe die Handflächen gegeneinander, bis sie warm werden. Leg dir die rechte Hand auf den Mund und die linke darüber.

Mit dieser Übung kannst du den Impuls in den Griff bekommen, vorschnell etwas zu sagen, ohne nachzudenken.

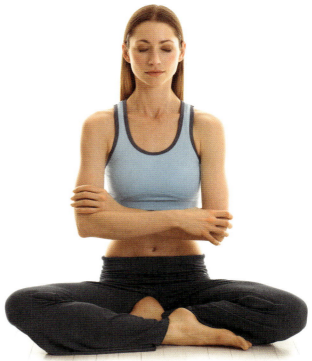

„NICHTS BÖSES TUN"
Verschränkte Arme

Verschränke die Arme vor dem Körper.

Eignet sich prima, um cool auszusehen.

DIE ASANAS | SITZHALTUNGEN

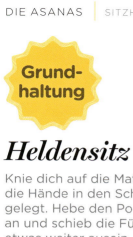

Grundhaltung

Heldensitz

Knie dich auf die Matte, die Hände in den Schoß gelegt. Hebe den Po an und schieb die Füße etwas weiter auseinander. Halte dabei die Knie so dicht zusammen wie möglich. Schieb die Unterschenkel mit den Daumen etwas beiseite und lass das Becken zwischen den Beinen auf die Matte sinken.

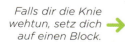

Falls dir die Knie wehtun, setz dich auf einen Block.

Heldensitz mit Drehung

Leg die linke Hand aufs rechte Knie und führ die rechte hinter dem Rücken zum linken Hüftknochen. Zieh die Schulterblätter sanft zusammen, atme ein und streck den Rumpf. Dreh dich ausatmend nach rechts.

Wenn du den rechten Arm nicht hinter dem Rücken zum Hüftknochen bringst, stütz einfach die Fingerspitzen hinter dir auf den Boden.

DIE ASANAS | SITZHALTUNGEN

■ *Kuhgesicht*

Richte dich auf den Knien auf und leg das rechte Bein über das linke, sodass sich die Knie berühren und der rechte Fuß nach links zeigt. Öffne die Füße zu den Seiten. Lass dich nach unten sinken, leg die Hände auf die Füße und lass den Oberkörper entspannt nach vorn sinken.

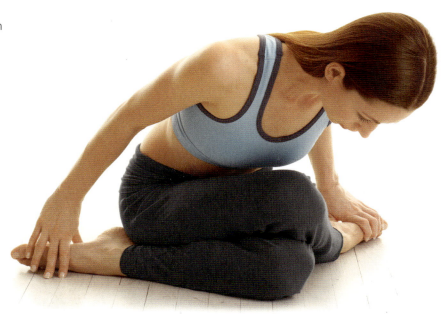

■ *Doppelte Taube*

Leg das rechte Fußgelenk auf das linke Knie und öffne das Becken, sodass das rechte Knie über dem linken Fußgelenk liegt.

Um das Becken zu öffnen, kannst du den rechten Oberschenkel mit der Hand nach innen drehen. So entspannt sich die Beckenmuskulatur und das Knie über dem linken Fußgelenk öffnet sich ein Stückchen weiter.

Falls dein rechtes Knie sehr weit oberhalb des linken Fußgelenks schwebt, lass es einfach und atme tief.

Falls sich bei dir Knie und Fußgelenke berühren, kannst du den Oberkörper etwas vorbeugen.

98

■ *Vorbereitung Kompass*

Umfass mit der rechten Hand die Außenseite deines linken Fußes. Stütz die linke Hand neben dem rechten Fuß auf den Boden. Zieh das linke Bein sanft nach oben, bis das Knie hinter der linken Schulter liegt.

Mit dieser Übung öffnest du dein Becken.

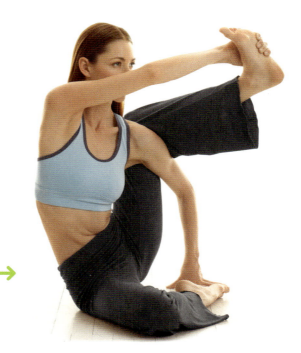

■ *Kompass*

Falls dir die Dehnung bei der Vorbereitungsübung nichts ausmacht, streck das linke Bein, öffne die Schultern und lehn die Wirbelsäule gegen das linke Bein. Richte den Blick unter dem rechten Arm hindurch nach oben.

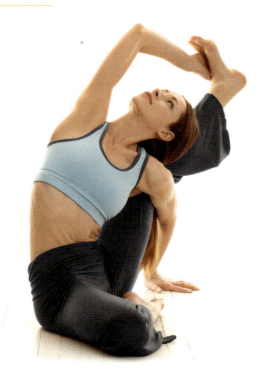

DIE ASANAS | SITZHALTUNGEN

◼ *Taube*

Knie dich hin. Wander mit dem rechten Fuß erst nach vorn, dann zur linken Seite der Matte und lass das Knie zur rechten Mattenseite sinken, sodass das rechte Schienbein möglichst parallel zum vorderen Mattenrand verläuft. Streck das linke Bein nach hinten. Wander mit den Händen so weit wie möglich nach vorn. Wenn es geht, leg die Stirn auf den Boden.

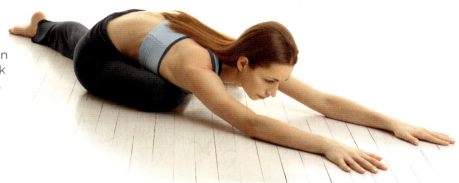

◼ *Spagat mit Block*

Leg einen Block unter dein rechtes Hüftgelenk. Streck das rechte Bein mit angewinkeltem Fuß vor dir und das linke hinter dir aus. Halte das Becken gerade, indem du den rechten Hüftknochen nach hinten und den linken nach vorn schiebst.

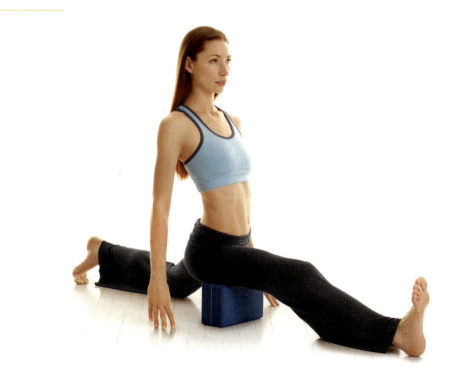

Spagat mit zwei Blöcken

Nimm in jede Hand einen Block und drück sie links und rechts von deinem Becken in den Boden. Hebe den Rumpf von der Matte und streck das rechte Bein vor dir, das linke hinter dir aus. Halte dein Becken gerade, indem du den rechten Hüftknochen nach hinten und den linken nach vorn schiebst.

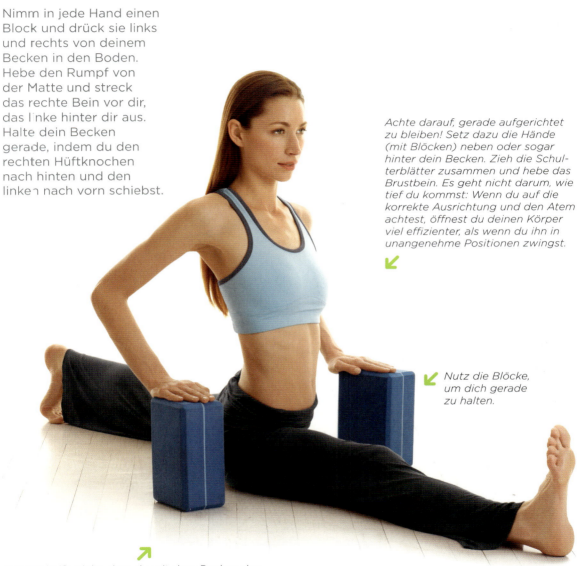

Achte darauf, gerade aufgerichtet zu bleiben! Setz dazu die Hände (mit Blöcken) neben oder sogar hinter dein Becken. Zieh die Schulterblätter zusammen und hebe das Brustbein. Es geht nicht darum, wie tief du kommst: Wenn du auf die korrekte Ausrichtung und den Atem achtest, öffnest du deinen Körper viel effizienter, als wenn du ihn in unangenehme Positionen zwingst.

Nutz die Blöcke, um dich gerade zu halten.

Spagat heißt nicht, dass du mit dem Becken den Boden berühren und die Arme nach oben strecken musst wie ein Turner. Mithilfe der Blöcke kannst du den Körper anheben und die Dehnung Stück für Stück intensivieren, indem du hineinatmest. Nach und nach werden Muskeln und Gelenke immer weiter nachgeben. Übe einfach weiter!

DIE ASANAS | SITZHALTUNGEN

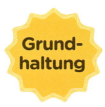

Grundhaltung

Kind

Knie dich hin und lass den Po auf die Fersen sinken. Streck den Oberkörper über die Oberschenkel nach vorn und leg die Stirn auf die Matte. Entspann Nacken und Schultern.

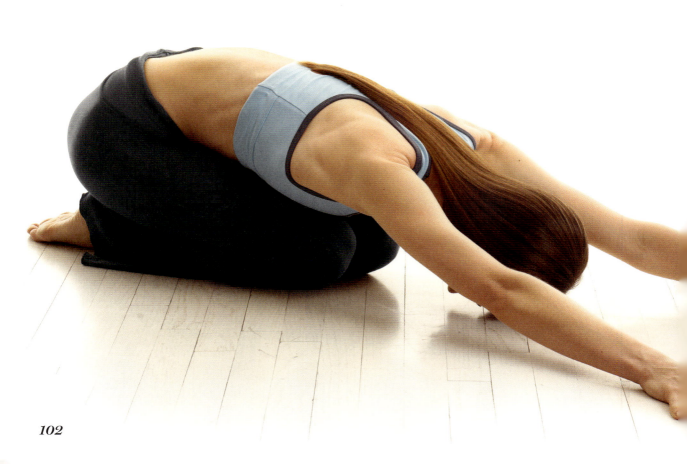

🟩 *Kind mit Drehung*

Führ den linken Arm unter dem rechten hindurch und leg die linke Schulter und das linke Ohr auf die Matte. Wenn sich dein Po dabei gehoben hat, senke ihn sanft wieder auf die Fersen zurück.

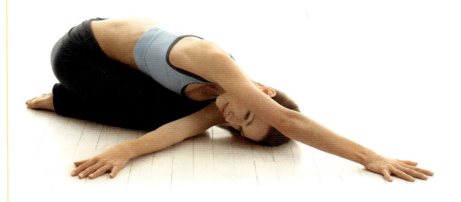

🟩 *Fersensitz*

Knie dich hin, lass den Po auf die Fersen sinken, halte den Rücken gerade und leg die Handflächen auf die Oberschenkel.

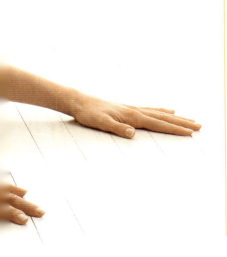
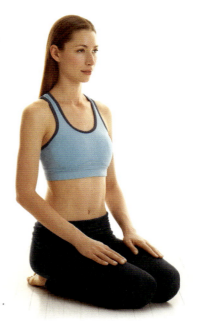

DIE ASANAS

Armgestützte
& Umkehrhaltungen

ARMGESTÜTZTE HALTUNGEN

Bei diesen Asanas balancierst du den Körper auf den Armen, was besonders Bauch-, Schulter- und Armmuskeln kräftigt. Beim Üben lernst du, dich zu fokussieren, und verbesserst Koordination und Körperbewusstsein. Diese Haltungen wärmen den Körper auf.

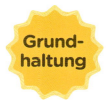

Brett

Komm auf alle viere. Setz die Zehen auf und streck die Beine, sodass dein Körper eine gerade Linie bildet.

Zieh die Schulterblätter zusammen.

Zieh deinen Kopf am Scheitel nach vorn und streck die Fersen nach hinten. Streck die Rückseite der Beine nach oben.

Halte die Ellbogen gerade, ohne sie durchzudrücken, auch wenn es dir mit durchgedrückten Armen leichter fällt, die Position zu halten. Du lässt dann nämlich die Gelenke die Arbeit tun, statt Kraft in den Muskeln aufzubauen. Die Ellbogen sollen nach hinten zu den Füßen zeigen und gerade, aber nicht überstreckt sein. Wenn du darauf achtest, bekommst du durchs Üben schöne, sexy Schultern!

Befinden sich deine Hände sich direkt unter den Schultern? Sind deine Finger gespreizt, als ob du sie in nassen Sand drücken wolltest? Nur so gibst du deinem Körper eine stabile Basis und vermeidest Verletzungen.

DIE ASANAS | ARMGESTÜTZTE HALTUNGEN

■ *Halber Liegestütz*

Beuge die Ellbogen, halte sie dabei dicht am Brustkorb und senke den Rumpf, bis die Oberarme parallel zum Boden verlaufen.

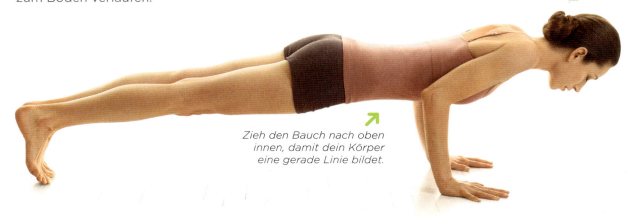

Streck den Körper vom Scheitel bis zu den Fersen.

Zieh den Bauch nach oben innen, damit dein Körper eine gerade Linie bildet.

■ *Seitstütz*

Drück die linke Hand fest gegen den Boden und roll den Körper über die Außenseite des linken Fußes zur Seite, sodass der rechte Fuß auf dem linken, die rechte Schulter über der linken steht. Streck den rechten Arm zur Decke und folge der Hand mit dem Blick.

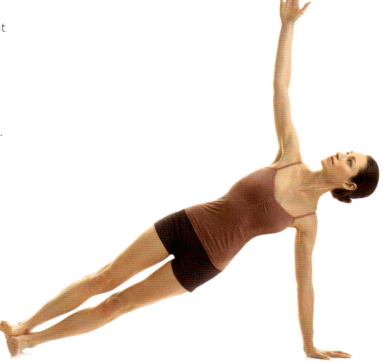

■ Unterarmstütz

Nimm die Haltung ein, indem du erst ins Brett gehst und dich dann auf die Unterarme stützt.

Streck dich vom Scheitel bis zu den Fersen.

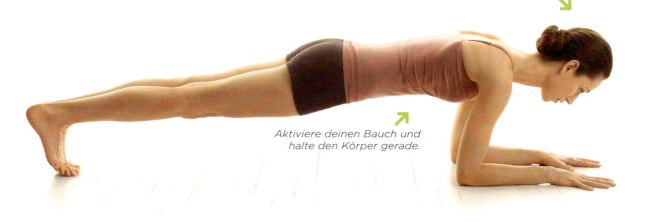

Aktiviere deinen Bauch und halte den Körper gerade.

■ Brett mit Spagat

Heb das linke Bein so weit wie möglich zur Decke und schieb den Rumpf so weit nach vorn, dass sich die Schultern direkt über deinen Handgelenken befinden.

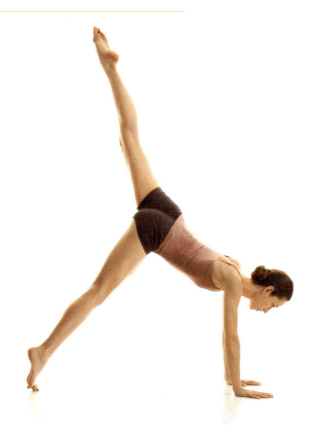

DIE ASANAS | ARMGESTÜTZTE HALTUNGEN

Zieh Hüften und Bauch nach oben.

Grund-haltung

Krähe

Beug dich vornüber und setz die Hände direkt vor den Füßen auf den Boden auf. Beuge die Knie, sodass sie in den Achselhöhlen liegen. Schließ die Füße, komm in die Hocke und verlager das Gewicht auf die Hände. Schieb die Schultern nach vorn vor die Handgelenke. Hebe versuchsweise erst den einen, dann den anderen Fuß vom Boden. Dann hebe beide Füße und stütz dein gesamtes Gewicht auf die Hände.

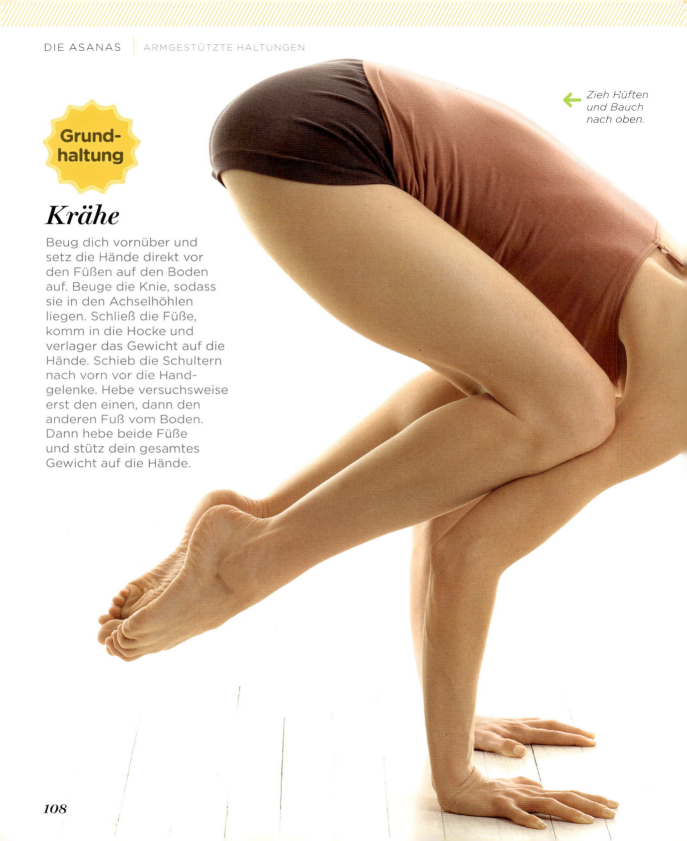

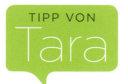

DU STEHST, WO DU STEHST

Wenn es dir noch nicht gelingt, bei der Krähe die Füße vom Boden zu bringen – kein Problem! Du baust schon dadurch Kraft auf, dass du den Boden wegdrückst und Hüften und Bauch nach oben ziehst. Wenn du einfach weiterübst, bist du irgendwann so weit, dass du die Krähe meisterst. Danach kommt eine Variante der Krähe, die dir zunächst ganz schön was abfordert. Mach dir darum keinen Kopf, sondern übe weiter und sei dabei ganz präsent.

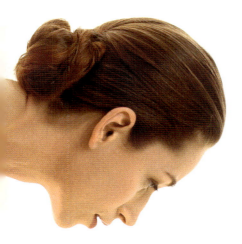

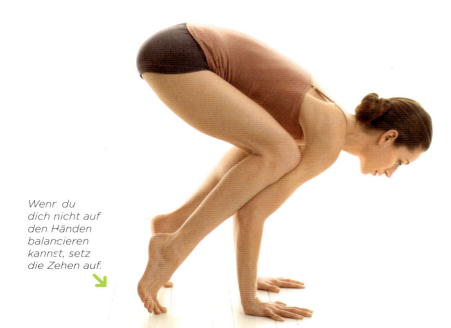

Wenn du dich nicht auf den Händen balancieren kannst, setz die Zehen auf.

DIE ASANAS | ARMGESTÜTZTE HALTUNGEN

🟩 *Krähe zur Seite*

Setz deine Zehen wieder auf den Boden und dreh die Knie nach rechts. Drück den linken Oberschenkel gegen die Rückseite des rechten Oberarms. Schieb die Schultern nach vorn und versuch, die Füße vom Boden zu heben.

Falls dir das Balancieren schwerfällt, setz die Zehen auf den Boden auf.

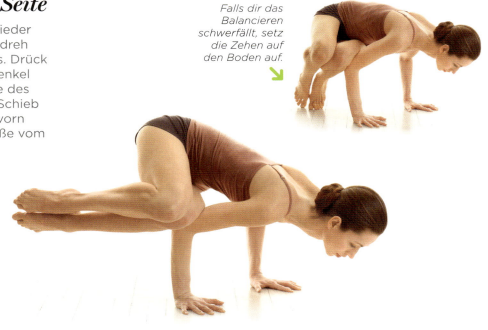

🟩 *Halbe Krähe*

Hebe das Becken und drück das rechte Knie gegen die Außenseite des rechten Oberarms. Das andere Bein bleibt gestreckt.

110

◼ *Knie zur Stirn*

Hebe das Becken und berühre mit dem rechten Knie deine Stirn. Roll den oberen Rücken nach vorn zum Katzenbuckel.

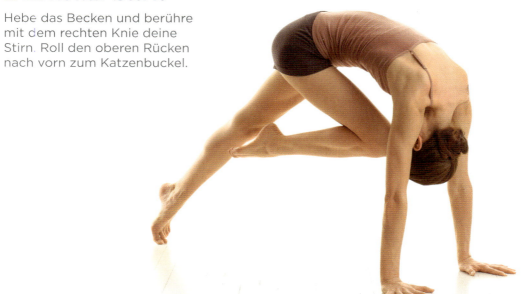

◼ *Knie gekreuzt*

Beuge die Ellbogen und schieb das rechte Knie quer unter dem Rumpf hindurch zur Außenseite des linken Oberarms. Setz den linken Fuß mit der Innenseite der Zehen auf den Boden.

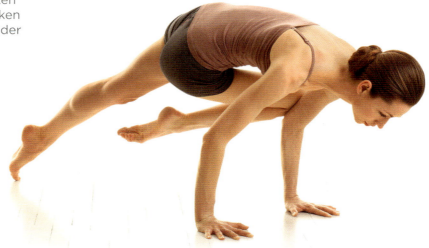

DIE ASANAS | UMKEHRHALTUNGEN

UMKEHRHALTUNGEN
Diese Asanas verbessern dein Körperbewusstsein, deine Kraft sowie Gleichgewicht und Koordination. Außerdem stimulieren sie Körper und Geist. Umkehrhaltungen folgen meist auf das Aufwärmen mit Stand- und Sitzhaltungen.

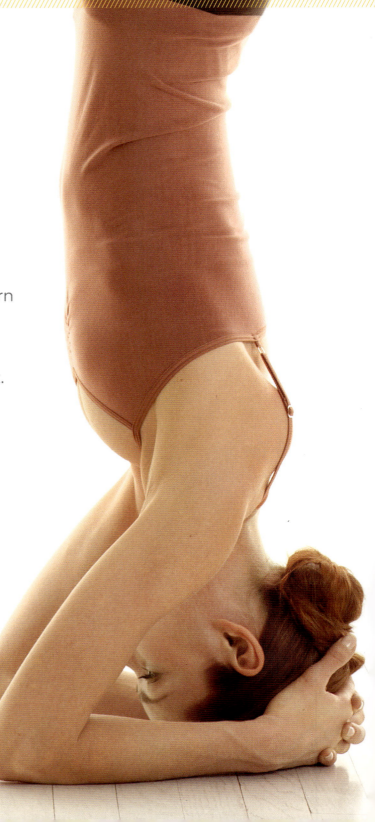

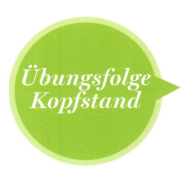

Übungsfolge Kopfstand

Beim Kopfstand ist die korrekte Ausrichtung das A und O – ohne die funktioniert's nicht. Übe die Vorbereitungshaltungen, die zum Kräftigen und Öffnen gedacht sind, bis du das Becken direkt über die Schultern bringen kannst. Sobald du die Ausführung korrekt beherrschst, kannst du dich an den tatsächlichen Kopfstand wagen. Geh ihn konzentriert und Schritt für Schritt an. Das ist zwar anstrengend, aber die Mühe zahlt sich aus!

■ *Sockenschieber*

Zieh dir Socken an. Ja, ich weiß – das ist beim Yoga eher ungewöhnlich. Aber diese Übung macht Spaß!

Knie dich hin. Verschränke deine Hände und stütz die Unterarme auf die Matte, die Ellbogen schulterbreit auseinander. Lege den Kopf so auf die Matte, dass der Hinterkopf in der durch deine Hände gebildeten Schale liegt. Geh in den Zehenstand und streck deine Beine **[A]**. Aktiviere die Bauchmuskeln, zieh den Bauch ein und lass die Füße zum Kopf rutschen, bis sich dein Becken direkt über den Schultern befindet **[B]**.

TIPP: *Diese Übung ist für Kopfstand-Neulinge eine tolle Vorbereitung. Achte darauf, dass wirklich der Scheitelpunkt des Kopfes auf der Matte aufliegt, nicht ein Punkt davor oder dahinter.*

TIPP: *Du kannst deine Yogamatte einmal zusammenfalten, um eine weichere Unterlage für den Kopf zu erhalten.*

TIPP: *Diese Übung kräftigt deinen Core (die Kernmuskulatur des Rumpfes) und hilft dir, das Becken über die Schultern zu bekommen. So baust du Kraft und Koordinationsfähigkeit für den Kopfstand auf.*

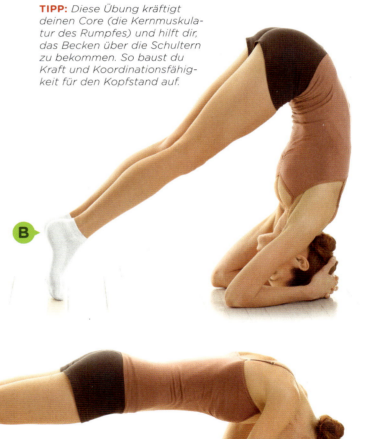

DIE ASANAS | UMKEHRHALTUNGEN

🟩 *Vorbereitung Kopfstand, Füße zum Kopf*

Zieh die Socken aus und komm wieder in die Anfangsposition des Sockenschiebers. Lass deine Füße ein paar Schritte Richtung Kopf wandern und halte die Position 5 Atemzüge lang. Wander weiter vor, bis sich das Becken direkt über den Schultern befindet.

🟩 *Vorbereitung Kopfstand, Ferse zum Po*

Beuge nun das linke Knie und zieh die Ferse zum Po. Halte diese Position 5 Atemzüge lang und senke das Bein wieder ab. Versuch das Gleiche mit dem anderen Bein.

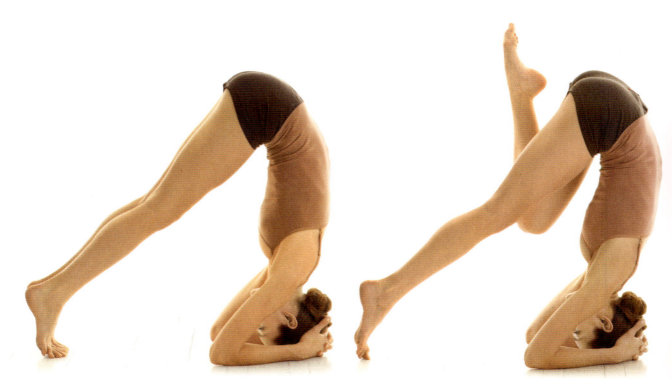

■ *Vorbereitung Kopfstand, beide Fersen zum Po*

Du schaffst es schon gut, eine Ferse zum Po zu bringen und dort eine Weile zu halten? Dann versuch es jetzt mit beiden gleichzeitig. Halte die Position 5 Atemzüge lang und senke die Beine wieder ab.

■ *Vorbereitung Kopfstand, Beine gehoben*

Wenn du auch beide Fersen gleichzeitig problemlos zum Po bringen kannst, hebe das rechte Bein gestreckt parallel zum Boden und halte es 5 Atemzüge lang dort. Setz es ab und versuch es mit dem linken Bein. Dann übe das Gleiche mit beiden Beinen gleichzeitig.

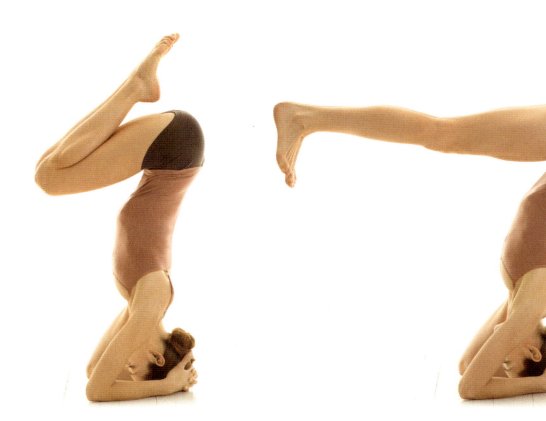

DIE ASANAS | UMKEHRHALTUNGEN

◼ *Kopfstand*

Wenn du die Vorübungen gut beherrschst, geht's an den Kopfstand: Beweg die Füße in Minischritten auf den Kopf zu, bis sich das Becken direkt über den Schultern befindet. Hebe erst eine, dann die andere Ferse zum Po. Hebe und streck die Beine langsam und vorsichtig. Lass die gleiche Bewegungsabfolge rückwärts ablaufen, um wieder in die Ausgangsposition zurückzukommen.

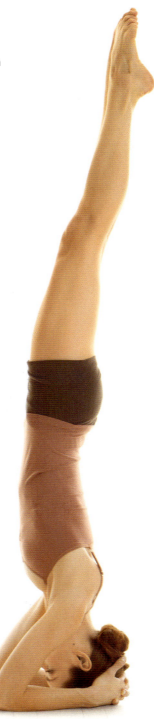

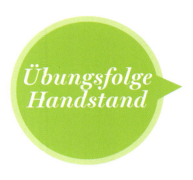

Übungsfolge Handstand

Die korrekte Ausrichtung ist entscheidend bei der Frage, ob du den Handstand schaffst oder nicht. Da das Gleichgewicht oft eine Sache der Tagesform ist, gehst du am besten ohne Erwartungen an die Übungen heran. Bleib einfach fokussiert und mach dich Schritt für Schritt mit der Übungsfolge vertraut. Auf dem Weg zum Handstand baust du Kraft auf. Achte darauf, dass du in jeder Haltung ruhig weiteratmen kannst. Irgendwann schaffst du den Handstand dann jedes Mal.

■ *Vorübung Unterarmstand*

Geh in den Herabschauenden Hund (Seite 46). Beuge die Ellbogen und stütz dich mit den Unterarmen auf die Matte.

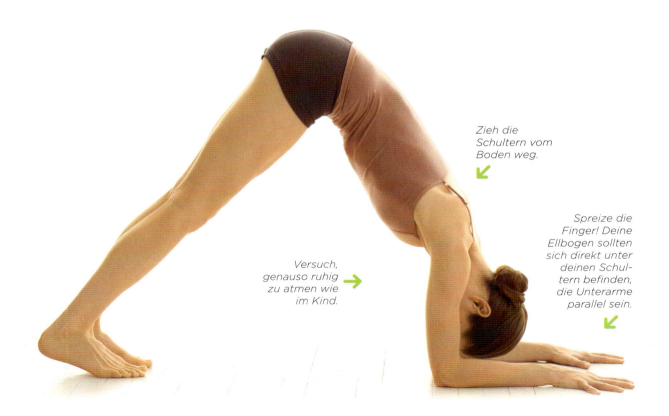

Zieh die Schultern vom Boden weg.

Versuch, genauso ruhig zu atmen wie im Kind.

Spreize die Finger! Deine Ellbogen sollten sich direkt unter deinen Schultern befinden, die Unterarme parallel sein.

DIE ASANAS | UMKEHRHALTUNGEN

🟩 *Unterarmstand, Bein gehoben*

Beweg deine Füße etwa 15 Zentimeter weiter zum Kopf, bis sich das Becken über den Schultern befindet. Hebe einatmend das linke Bein zur Decke und zieh das Becken noch höher. Geh mit dem rechten Fuß möglichst auf die Zehenspitzen.

🟩 *Unterarmstand*

Wenn du ein Bein bequem heben kannst, versuch es mit beiden.

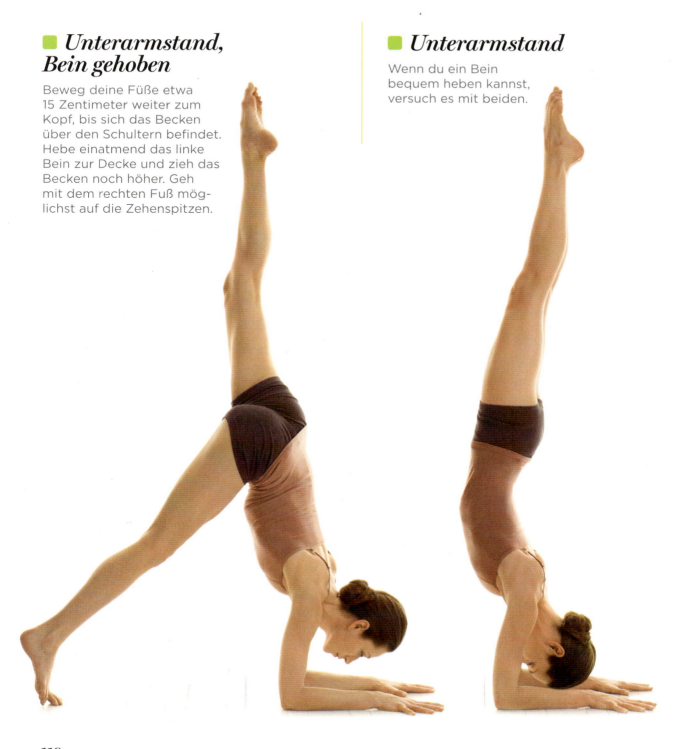

Handstand an der Wand

Komm in den Hund und setz dabei die Hände etwa 30 Zentimeter vor der Wand auf den Boden. Beweg die Füße Richtung Kopf, hebe das rechte Bein zur Decke und nimm Schwung, um erst das rechte, dann das linke Bein gestreckt gegen die Wand zu lehnen. Spiel ein bisschen mit dem Gleichgewicht, indem du mal das eine, mal das andere Bein von der Wand hebst.

TIPP: *Grundsätzlich ist es gut, den Handstand in der Raummitte zu üben, damit du dich nicht an die Hilfestellung durch die Wand gewöhnst. Aber es hat auch seinen Sinn, an der Wand zu üben, denn dadurch baust du Kraft in Armen und Core auf, und die brauchst du, um den Handstand irgendwann frei halten zu können.*

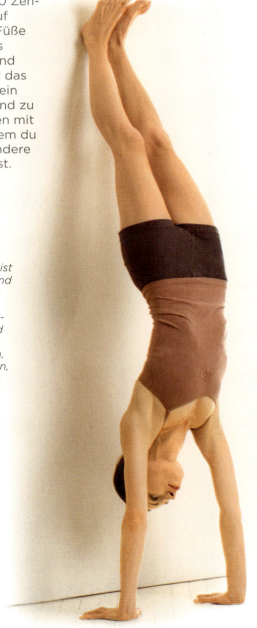

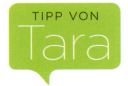

TIPP VON Tara

EINS NACH DEM ANDEREN

Es hat keinen Sinn, deinen Körper in eine Haltung zu zwingen, für die er noch nicht bereit ist. Beim Yoga gibt es keine Abkürzungen. Es heißt nicht umsonst, dass jede Haltung alle vorhergehenden und alle nachfolgenden Asanas in sich trägt. Wenn du also Schritte überspringst, führst du die jeweilige Position gar nicht wirklich aus.

Außerdem riskierst du Verletzungen, wenn du wichtige Übungsschritte einfach überspringst. Selbst wenn du dir dabei nicht wehtust, bringst du dich um den positiven Effekt für Kraft und Fokus – und du gewöhnst dich daran, immer mit dem Stand, den du hast, unzufrieden zu sein. Übe stattdessen, immer genau dort anzusetzen, wo du gerade stehst.

DIE ASANAS | UMKEHRHALTUNGEN

▪ *Handstand*

Beweg deine Füße aus dem Hund circa 30 Zentimeter näher zu den Händen. Streck ein Bein zur Decke und halte dabei das Becken gerade. Drück die Hände fest in den Boden **[A]**. Beuge das Knie des Standbeins, bring mit Schwung die Schultern vor die Handgelenke und das Becken über die Schultern und hebe das zweite Bein vom Boden **[B]**. Wenn du zu einem stabilen Gleichgewicht gefunden hast, schließ die Beine und streck sie zur Decke **[C]**.

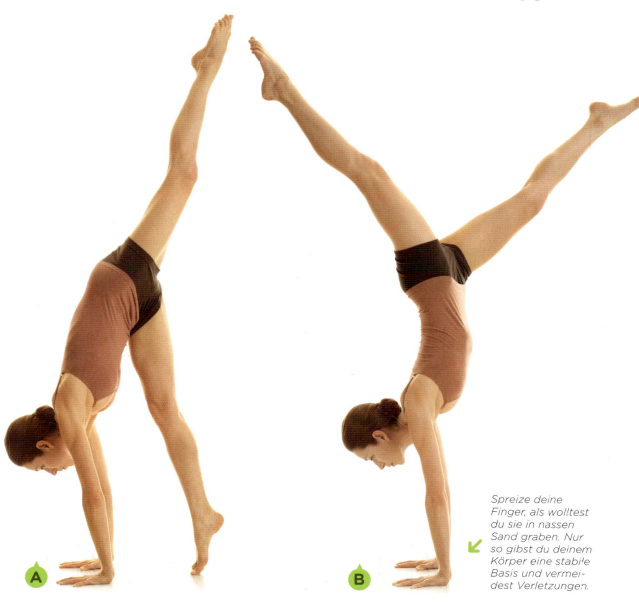

Spreize deine Finger, als wolltest du sie in nassen Sand graben. Nur so gibst du deinem Körper eine stabile Basis und vermeidest Verletzungen.

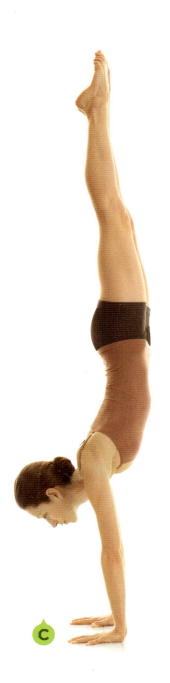 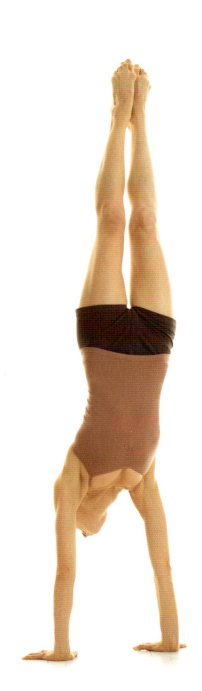

> **TIPP VON**
> **Tara**

IMMER MIT VORSICHT!

Bevor du den Handstand sicher beherrschst, wirst du oft umfallen. Das gehört dazu. Räum daher sämtliche Möbel mit scharfen Kanten aus dem Weg und übe am besten auf einer Matte oder einem weichen Teppich. Aber vergiss bei aller Vorsicht auch nicht, dass die ganze Sache Spaß machen soll. Spontane Lachanfälle sind toll!

DIE ASANAS | UMKEHRHALTUNGEN

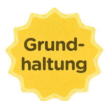
Grundhaltung

Pflug

Leg dich flach auf den Rücken und streck die Beine nach oben, sodass sie direkt über dem Becken zur Decke zeigen. Winkle die Füße an, drück die Arme neben dem Oberkörper gegen den Boden und roll die Wirbelsäule, bei den Lendenwirbeln beginnend, von der Matte hoch. Senke die Beine dabei gestreckt hinter dem Kopf ab, bis die Zehen den Boden berühren. Drück die Fußballen zur Matte und schieb die Fersen in Richtung Boden.

↙ *Falls deine Füße den Boden nicht ganz berühren, halte die Beine gestreckt, sodass du die Dehnung spürst. Nutz deinen Atem, um deine Füße mit jedem Ausatmen sanft ein Stück weiter zu senken. Sobald du Schmerzen im Rücken oder Nacken spürst, nimm aber lieber Druck raus.*

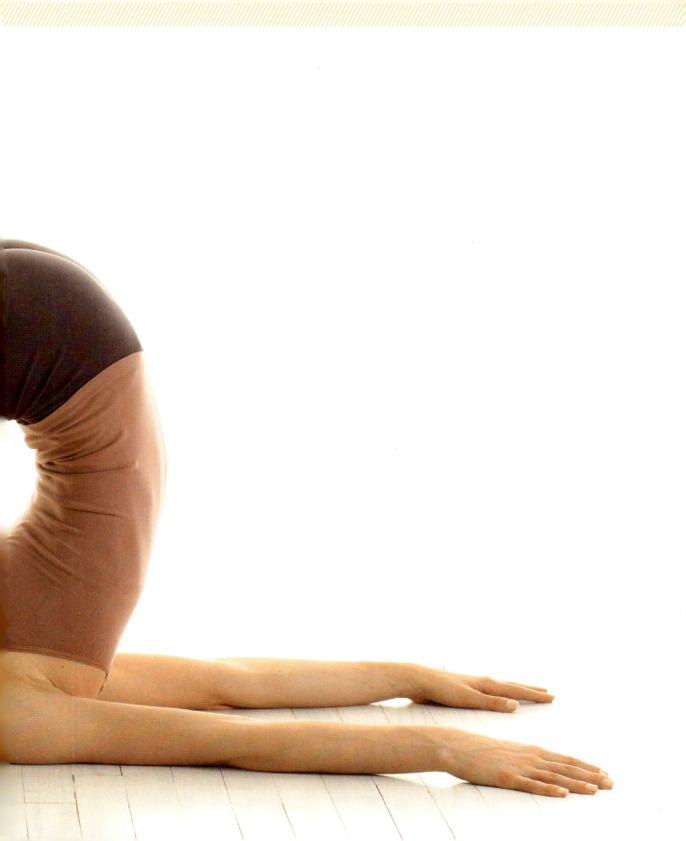

DIE ASANAS | UMKEHRHALTUNGEN

■ Schulterstand

Drück deine Hände ungefähr auf halber Höhe gegen deinen Rücken und lass sie in Richtung Schultern wandern. Sobald du ein stabiles Gleichgewicht gefunden hast, hebe die Beine, sodass sie zur Decke zeigen. Halte die Position 30 Atemzüge lang. Senke die Beine dann wieder in den Pflug und roll dich Wirbel für Wirbel auf die Matte ab, bis du flach auf dem Rücken liegst.

TIPP: *Falls du beim Pflug mit den Füßen nicht bis zum Boden kommst, dann bleib lieber im Pflug und atme. Den Schulterstand solltest du nur probieren, wenn du im Pflug mit den Füßen den Boden erreichst und sich dabei Rücken und Nacken entspannt anfühlen.*

■ Beine an der Wand

Setz dich mit ausgestreckten Beinen so hin, dass du mit einer Seite die Wand berührst. Leg dich hin, bring deinen Rumpf in einen 90-Grad-Winkel zur Wand und beweg die Beine Stück für Stück die Wand hoch. Halte die Beine gestreckt und zieh die Zehen zu den Schienbeinen. Leg die Arme auf den Bauch oder neben dem Oberkörper auf die Matte.

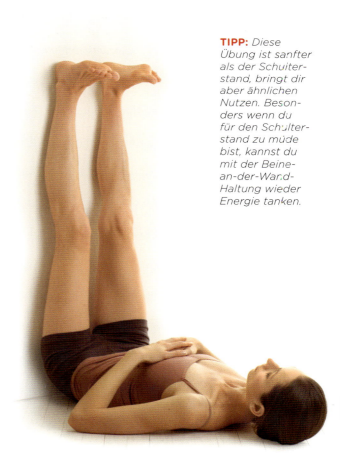

TIPP: *Diese Übung ist sanfter als der Schulterstand, bringt dir aber ähnlichen Nutzen. Besonders wenn du für den Schulterstand zu müde bist, kannst du mit der Beine-an-der-Wand-Haltung wieder Energie tanken.*

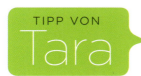

ES GEHT HIER NICHT UM PERFEKTION!

Yoga heißt, von Haltungen zu profitieren, die Körper, Geist und Seele stimulieren, mit frischer Energie versorgen und jung halten. Worum es nicht geht: total beeindruckende Turnübungen.

DIE ASANAS

Andere Haltungen

Liegehaltungen, Rückbeugen und Haltungen mit Partner

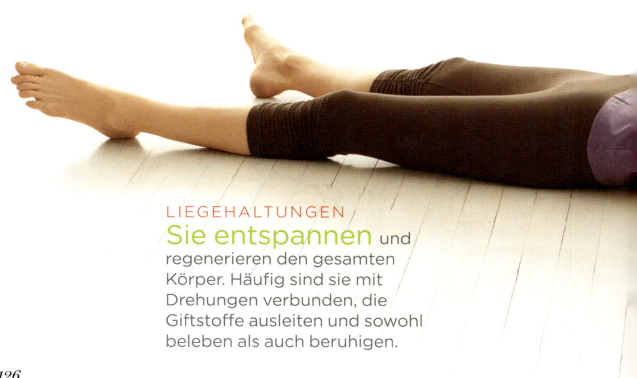

LIEGEHALTUNGEN
Sie entspannen und regenerieren den gesamten Körper. Häufig sind sie mit Drehungen verbunden, die Giftstoffe ausleiten und sowohl beleben als auch beruhigen.

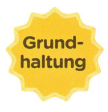

Grundhaltung

Liegendes V

Leg dich auf den Rücken und streck die Arme V-förmig über den Kopf auf dem Boden aus. Öffne die Beine etwas weiter als hüftbreit.

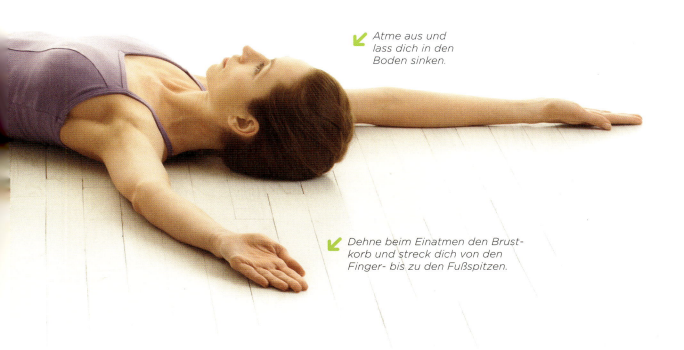

Atme aus und lass dich in den Boden sinken.

Dehne beim Einatmen den Brustkorb und streck dich von den Finger- bis zu den Fußspitzen.

DIE ASANAS | LIEGEHALTUNGEN

◾ Liegendes V mit Drehung

Hebe das rechte Bein über das linke und leg den Fuß auf den Boden. Dabei hebt sich der rechte Arm automatisch vom Boden. Streck ihn bis in die Fingerspitzen und blicke nach rechts.

Atme tief und gib beim Ausatmen Anspannung ab.

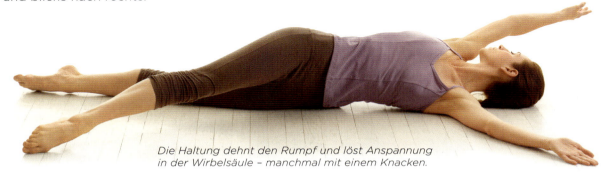

Die Haltung dehnt den Rumpf und löst Anspannung in der Wirbelsäule – manchmal mit einem Knacken.

◾ Kniekreisen vor der Brust

Bring das rechte Knie sanft zur Brust und umfass das Schienbein mit beiden Händen. Lass das Knie jeweils ein paar Atemzüge lang linksherum, dann rechtsherum kreisen.

Du kannst deine linke Hand auch auf den linken Oberschenkel legen, damit das Becken schön entspannt bleibt.

Zieh das Knie zur rechten Schulter und streck das linke Bein in die Matte.

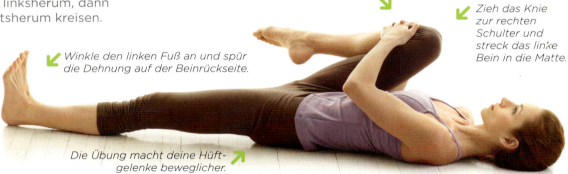

Winkle den linken Fuß an und spür die Dehnung auf der Beinrückseite.

Die Übung macht deine Hüftgelenke beweglicher.

■ *Muskellockerung Oberschenkelrückseite*

Streck dein rechtes Bein hoch und umfass die Wade mit beiden Händen. Streck das linke Bein auf der Matte aus und hebe den linken Fuß, Schultern und Kopf vom Boden. Halte die Zehen gestreckt und die Schultern entspannt.

■ *Halbes Glückliches Baby*

Beuge das rechte Knie und hebe den angewinkelten Fuß zur Decke. Fass mit der rechten Hand an die Außenseite des rechten Fußes und zieh das Knie zur Achselhöhle. Halte den linken Fuß gestreckt.

DIE ASANAS | LIEGEHALTUNGEN

Glückliches Baby

Beuge beide Knie und hebe die Füße angewinkelt zur Decke. Fass die Außenseiten der Füße und zieh die Knie zu den Achselhöhlen.

Gekreuzte Knie

Verschränk die Hände hinter dem Kopf. Zieh das linke Knie zur Brust und führ den rechten Ellbogen zur Außenseite des linken Knies.

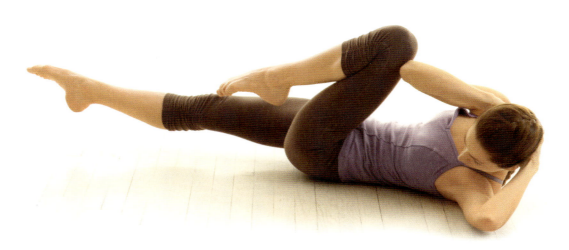

■ *Kniewiege*

Verschränk die Arme um die Knie, zieh sie zur Brust und wiege dich langsam von einer Seite zur anderen. Lass den Rücken in die Matte sinken.

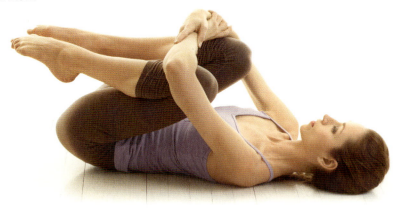

■ *Gebundener Winkel im Liegen*

Leg deine Fußsohlen aneinander und lass die Knie entspannt zu den Seiten fallen. Streck die Arme erst zur Seite und beuge dann die Ellbogen im 90-Grad-Winkel, sodass die Hände nach oben zeigen.

Lass mit jedem Ausatmen Schultern und Becken in den Boden sinken.

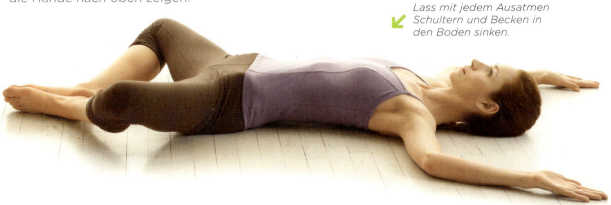

DIE ASANAS | LIEGEHALTUNGEN

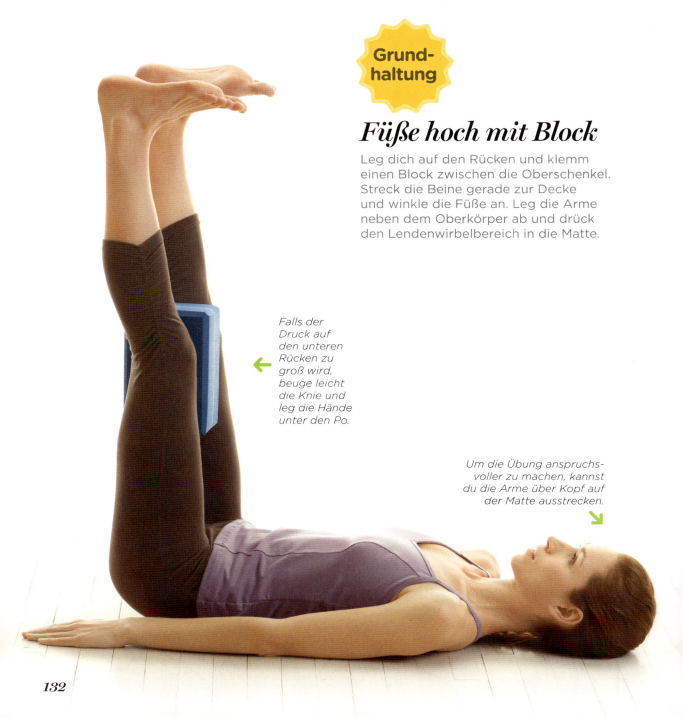

Grundhaltung

Füße hoch mit Block

Leg dich auf den Rücken und klemm einen Block zwischen die Oberschenkel. Streck die Beine gerade zur Decke und winkle die Füße an. Leg die Arme neben dem Oberkörper ab und drück den Lendenwirbelbereich in die Matte.

Falls der Druck auf den unteren Rücken zu groß wird, beuge leicht die Knie und leg die Hände unter den Po.

Um die Übung anspruchsvoller zu machen, kannst du die Arme über Kopf auf der Matte ausstrecken.

◼ *Beine senken mit Block*

Halte die Beine gestreckt und senke sie so weit wie möglich zum Boden ab. Der untere Rücken bleibt dabei am Boden. Mach am tiefsten Punkt eine Pause und hebe die Beine wieder zur Decke.

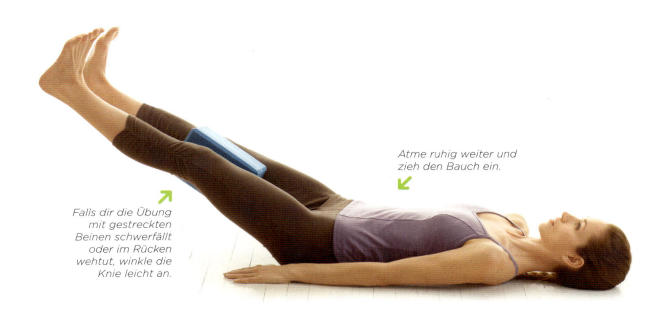

Falls dir die Übung mit gestreckten Beinen schwerfällt oder im Rücken wehtut, winkle die Knie leicht an.

Atme ruhig weiter und zieh den Bauch ein.

DIE ASANAS | LIEGEHALTUNGEN

◼ *Bein- und Armlift mit Block*

Leg dich auf den Rücken. Halte Beine und Füße gestreckt und hebe Beine, Kopf und Schultern vom Boden. Führ die gestreckten Arme in Richtung Knie und drück den unteren Rücken in die Matte.

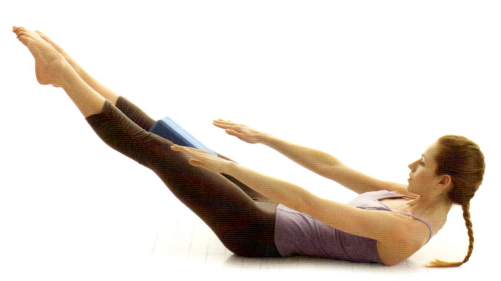

◼ *Knie zur Brust*

Bring das rechte Knie zur Brust, verschränke die Hände vor dem Schienbein und zieh es sanft näher zum Körper.

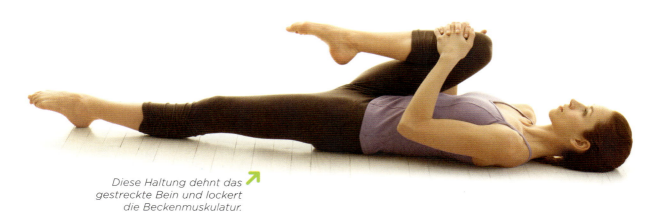

Diese Haltung dehnt das gestreckte Bein und lockert die Beckenmuskulatur.

▪ *Beindehnung*

Streck das rechte Bein mit angewinkeltem Fuß zur Decke und halte es mit beiden Händen fest, entweder direkt unter dem Knie oder näher beim Fußgelenk. Zieh es mit jedem Ausatmen sanft etwas weiter zum Kopf. Lass es langsam sinken.

Hier ist Sanftheit gefragt! Es geht eher um Lockerung als um Dehnung.

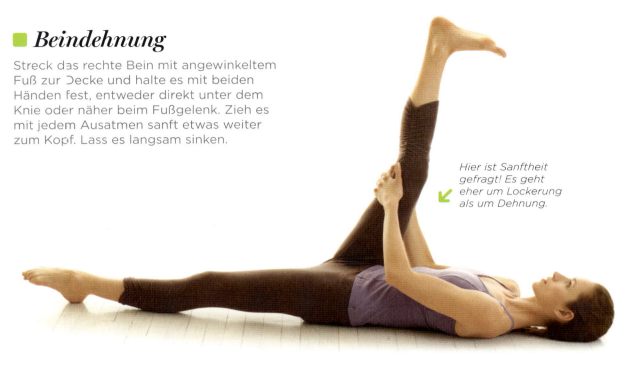

▪ *Krokodil*

Zieh das rechte Knie zur Brust und schieb es nach links, bis es auf dem Boden aufliegt. Dreh den Kopf nach rechts und streck die Arme zu beiden Seiten aus.

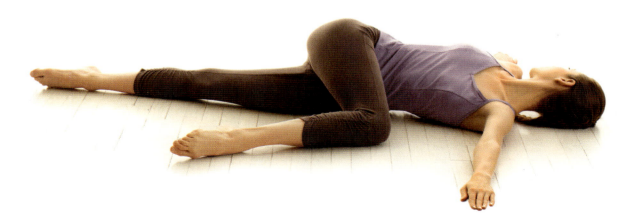

DIE ASANAS | LIEGEHALTUNGEN

🟩 *Beinwiege im Liegen*

Setz den rechten Fuß in den gebeugten linken Ellbogen und lass das Knie nach rechts fallen. Verschränke die Arme um das rechte Bein. Streck beim Einatmen den Rücken und zieh das Bein beim Ausatmen näher an den Körper.

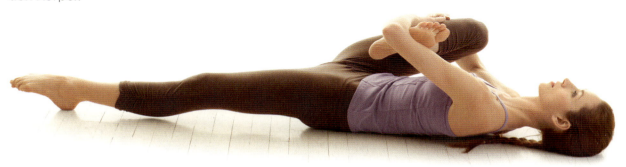

🟩 *Totenstellung*

Streck die Beine locker aus. Die Arme fallen entspannt zu den Seiten. Schließ die Augen und atme tief in den Bauch, um sämtliche Anspannung zu lösen. Kehre zum normalen Atem zurück und bleib so liegen.

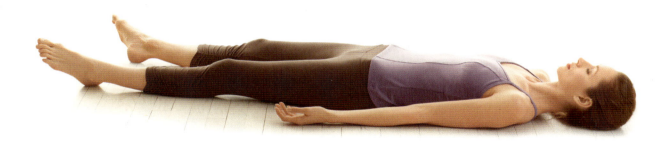

■ Totenstellung mit zwei Blöcken

Stell einen Block mit der Längsseite aufrecht auf die Matte. Leg dich so darauf, dass er zwischen deinen Schulterblättern zu liegen kommt. Das Becken bleibt auf dem Boden. Leg einen zweiten Block hochkant unter deinen Kopf.

Die Blöcke helfen dir, Brustkorb, Wirbelsäule und Becken zu öffnen.

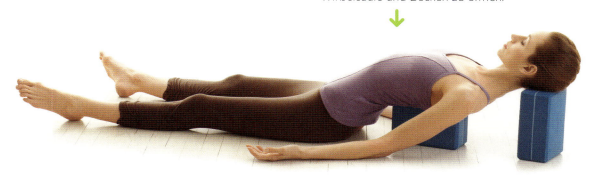

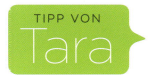

TIPP VON Tara

DEN GEIST LEEREN

Die Totenstellung dient dazu, das Nichtstun zu üben. Das ist gar nicht immer so einfach, aber es gehört dazu, damit du offen genug bist, um vom Yoga zu profitieren. Wenn deine Gedanken abschweifen, konzentrier dich wieder auf deinen Atem. Entspann dabei den gesamten Körper.

DIE ASANAS | RÜCKBEUGEN

RÜCKBEUGEN
Diese Asanas kräftigen und dehnen den gesamten Rücken und öffnen das Becken. Dadurch bekommst du eine aufrechtere Haltung, Verspannungen in den Schultern lösen sich und sogar leichte Rückenschmerzen können besser werden. Du kannst die einfacheren Haltungen zum Aufwärmen benutzen. Für die anspruchsvolleren sollte der Körper schon durch ein paar Stand- und Sitzhaltungen aufgewärmt sein. Bei all diesen Asanas geht es eher darum, Anspannung abzubauen, als dich in eine bestimmte Haltung zu zwingen. Vielleicht hilft es dir, erst einmal mit Blöcken zu arbeiten und tief zu atmen, um Verspannungen zu vermeiden. Druck und Zwang haben beim Yoga sowieso nichts verloren, aber bei den Rückbeugen schaden sie besonders. Beim Yoga geht es darum, eine Balance zwischen Kraft und Beweglichkeit zu erreichen. Kraft ohne Flexibilität behindert dich in deinen Bewegungen; Flexibilität ohne Kraft macht den Körper instabil. Beides kann zu Verletzungen führen und hindert dich am Weiterkommen.

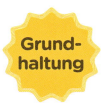

Grundhaltung

Katze

Komm auf alle viere, sodass sich die Hände (mit gespreizten Fingern!) direkt unter den Schultern und die Knie unter dem Becken befinden. Zieh beim Einatmen das Steißbein ein, mach einen runden Rücken und richte den Blick zum Bauch.

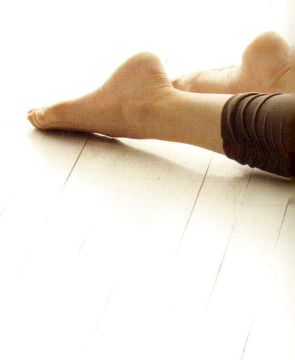

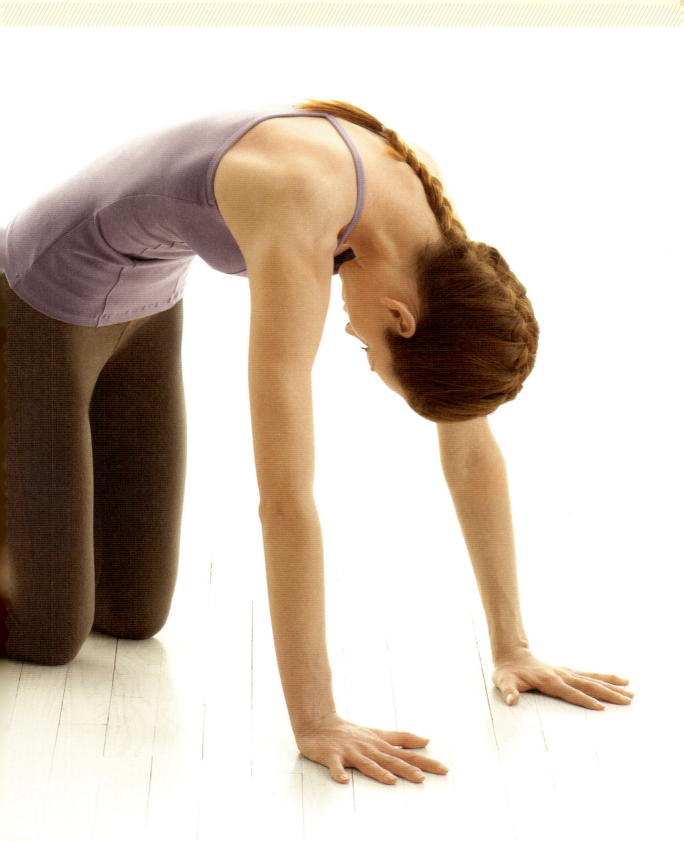

DIE ASANAS | RÜCKBEUGEN

■ *Kuh*

Lass beim Ausatmen
den Bauch nach unten
sinken, geh ins Hohlkreuz
und schau nach oben.

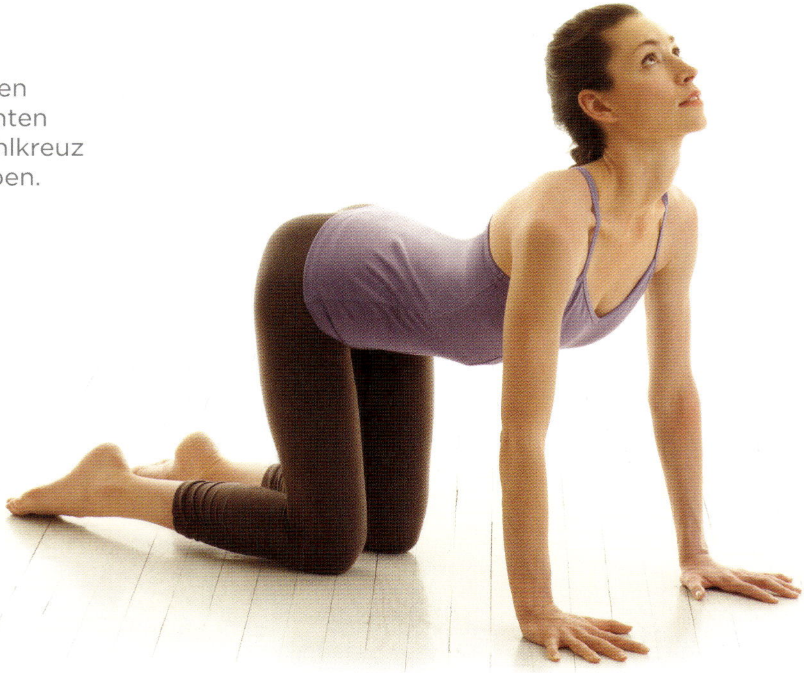

■ *Sphinx*

Leg dich auf den Bauch. Stütz dich auf die
Unterarme, sodass sich die Ellbogen direkt
unter den Schultern befinden. Spreize
die Finger, drück die Hände in die Matte
und zieh die Oberarme sanft in Richtung
Rumpf. Die Unterarme bleiben dabei liegen.
Schieb einatmend den Brustkorb vor, zieh
die Schulterblätter zusammen und senke
die Schultern.

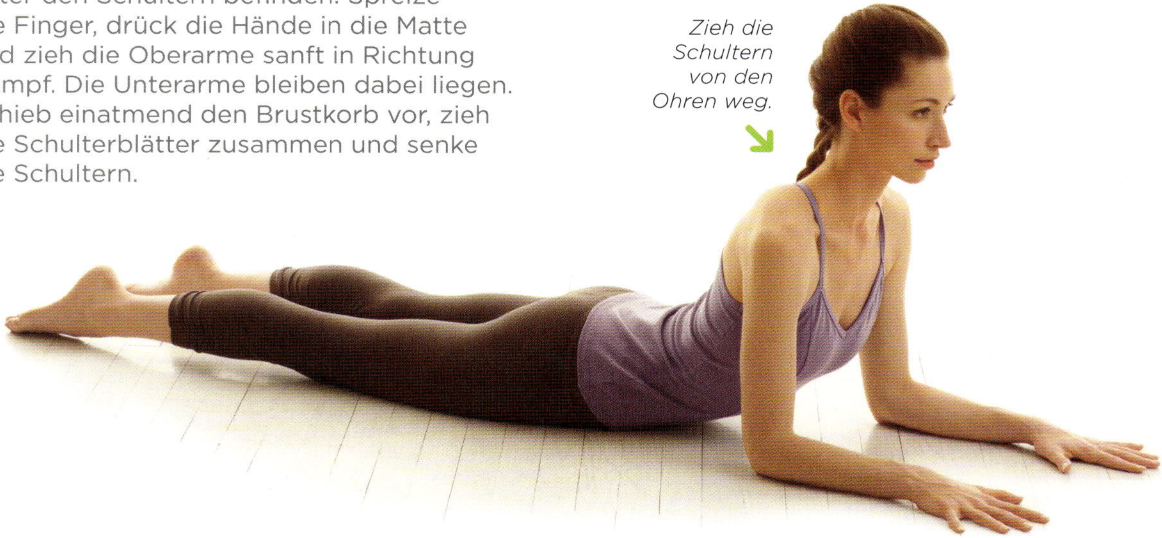

Zieh die
Schultern
von den
Ohren weg.

🟩 *Heraufschauender Hund*

Streck nun die Arme, schieb die Schultern nach hinten unten und drück das Brustbein heraus. Nur die Füße, nicht die Beine, berühren die Matte.

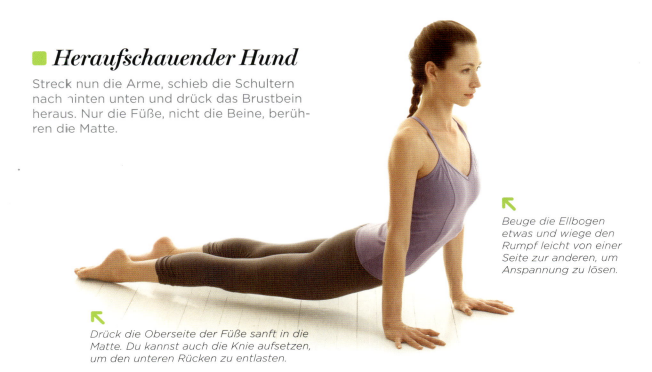

↖ Beuge die Ellbogen etwas und wiege den Rumpf leicht von einer Seite zur anderen, um Anspannung zu lösen.

↖ Drück die Oberseite der Füße sanft in die Matte. Du kannst auch die Knie aufsetzen, um den unteren Rücken zu entlasten.

🟩 *Bogen*

Beuge aus der Bauchlage heraus die Knie und fass die Außenseiten deiner Füße. Drück die Füße gegen die Hände und hebe Brust und Knie vom Boden. Halte den Nacken dabei gestreckt.

TIPP: Falls du beim Bogen Rücken- oder Knieschmerzen bekommst, kannst du eine sanftere Variante ausprobieren: Leg dich in Bauchlage hin, die Arme neben dem Körper ausgestreckt. Hebe den Brustkorb nach vorn oben und streck die Beine. Hebe die Füße vom Boden, halte die Position 5 tiefe Atemzüge lang und leg den Körper wieder ab.

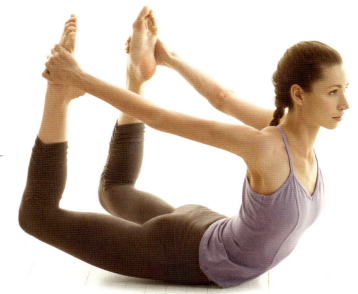

DIE ASANAS | RÜCKBEUGEN

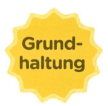

Grund-
haltung

Tisch

Setz dich auf die Matte, die Füße aufgestellt und die Knie angezogen. Stütz die Hände hinter deinem Becken so auf den Boden, dass die Finger zum Körper zeigen. Drück den Rumpf beim Einatmen hoch, bis du ihn parallel zum Boden hältst.

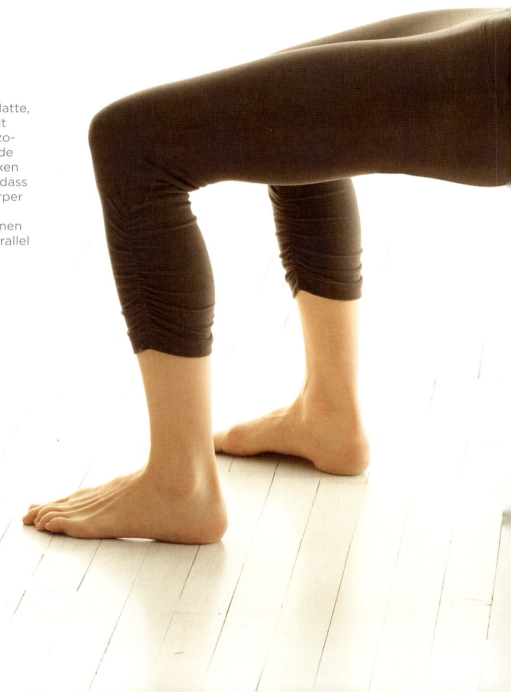

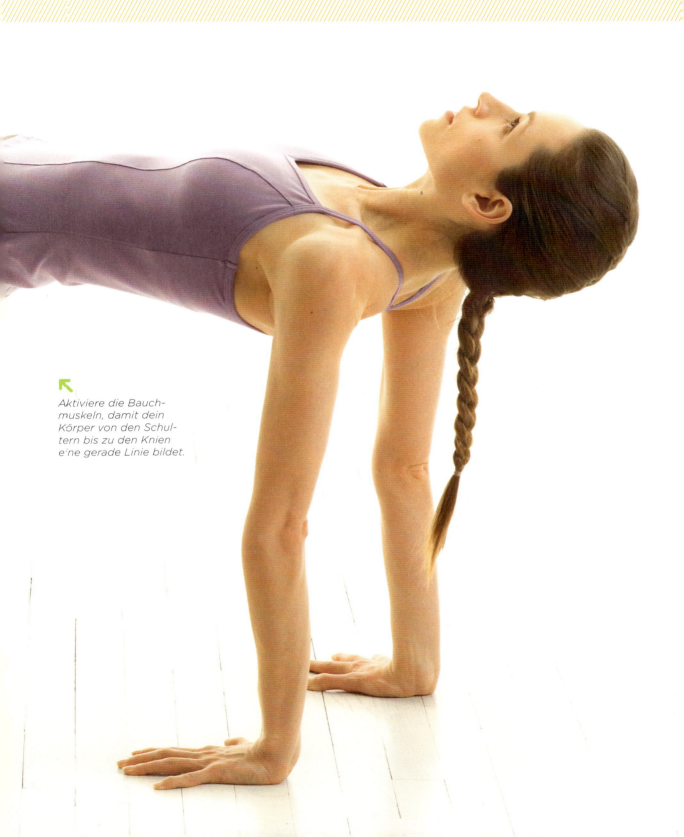

↖ Aktiviere die Bauchmuskeln, damit dein Körper von den Schultern bis zu den Knien eine gerade Linie bildet.

DIE ASANAS | RÜCKBEUGEN

🟩 *Schulterbrücke*

Leg dich auf den Rücken und stell die Beine auf. Leg die Hände neben dem Becken auf den Boden und hebe den Po an, während du die Arme in die Matte drückst. Umfass deine Fußgelenke.

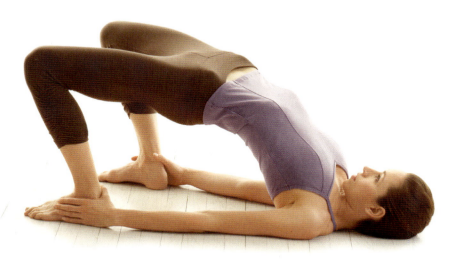

🟩 *Schulterbrücke, Hände verschränkt*

Verschränke die Hände zwischen deinen Füßen. Zieh die Schulterblätter zusammen und hebe das Brustbein in Richtung Kinn. Hebe das Becken noch höher. Die Füße bleiben flach auf dem Boden stehen.

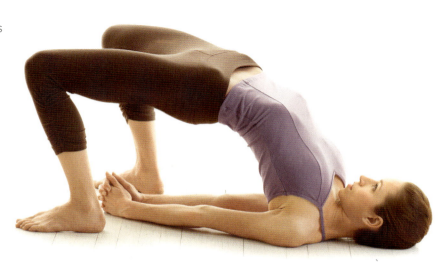

🟩 Schulterbrücke mit Block

Stell einen Block hochkant auf die Matte und leg dich mit aufgestellten Beinen so hin, dass der Lendenwirbelbereich durch den Block unterstützt wird. Der Kopf liegt auf dem Boden, die Arme fallen entspannt zu den Seiten.

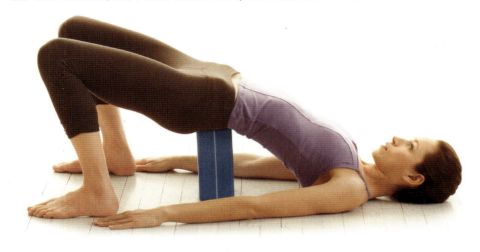

🟩 Schulterbrücke mit zwei Blöcken

Stell einen Block mit der Längsseite aufrecht auf die Matte. Leg dich so darauf, dass der mittlere Bereich der Wirbelsäule durch den Block unterstützt wird. Stell einen zweiten Block hochkant unter deinen Lendenwirbelbereich. Die Arme liegen neben deinem Körper.

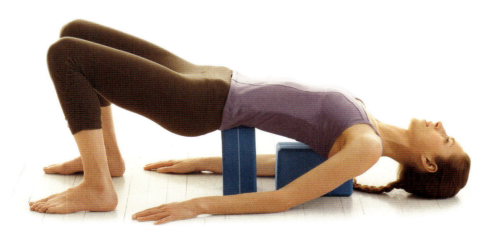

TIPP VON *Tara*

ÜBE DICH IN GEDULD

Manchen fallen die Rückbeugen leicht, anderen sehr schwer. Als ich mit dem Yoga anfing, war ich als Balletttänzerin im unteren Rücken ziemlich beweglich. Allerdings brauchte ich viel Geduld, bis ich auch den oberen Rücken öffnen konnte, statt den unteren die ganze Arbeit machen zu lassen. Es ist beim Yoga wichtig, die eigenen Grenzen mit viel Geduld und Übung immer weiter zu verschieben, denn nur dann schöpft man daraus Energie und ein positives Selbstgefühl. Wo auch immer du auf deinem Weg gerade stehst: Es ist dein Weg. Genieße jeden einzelnen Schritt. Wenn du ständig nur auf das Ziel schaust, bringst du dich um den Spaß, der unterwegs auf dich wartet. Bleib einfach dran!

DIE ASANAS | HALTUNGEN MIT PARTNER

HALTUNGEN MIT PARTNER

Wenn du das Glück hast, mit deinem Partner (oder deiner Partnerin) gemeinsam Yoga zu machen, dann verbringt ihr nicht nur Zeit miteinander, sondern baut auch Vertrauen auf und verbessert eure Kommunikation, weil ihr euch gegenseitig bei schwierigen Aufgaben unterstützt. Achtet beim Üben darauf, immer auch die Rollen zu tauschen, damit ihr beide davon profitiert.

▪ *Aufrechter Sitz mit Partner*

Setzt euch im bequemen Schneidersitz entweder auf den Boden oder auf Blöcke, die Rücken aneinandergelehnt. Die Hände liegen auf den Knien. Streckt den Rücken nach oben. Schließt die Augen und konzentriert euch ein paar Minuten lang ganz auf euren Atem.

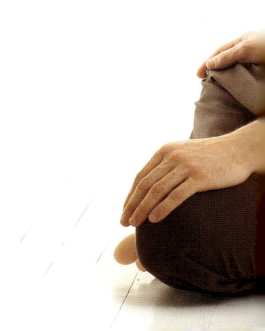

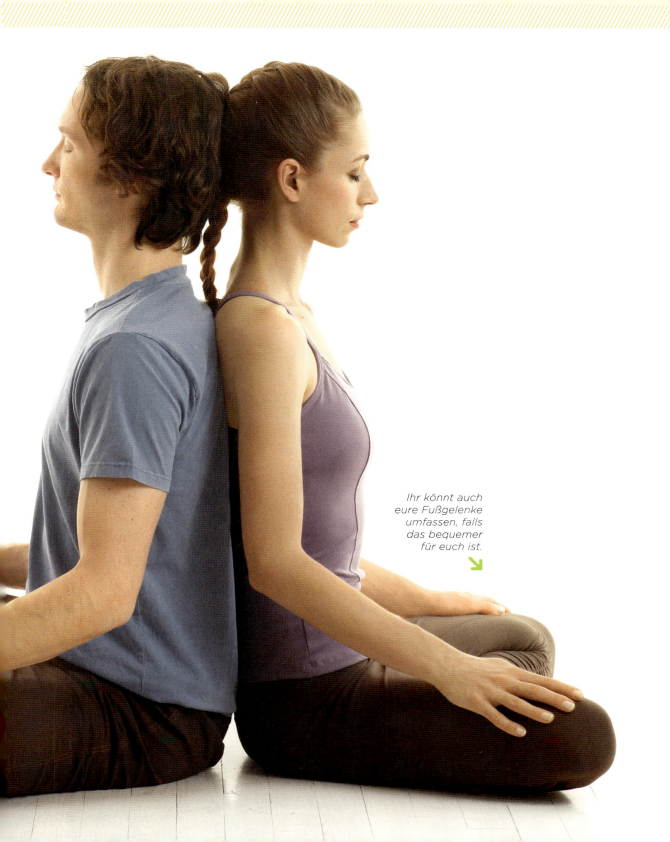

Ihr könnt auch eure Fußgelenke umfassen, falls das bequemer für euch ist.

DIE ASANAS | HALTUNGEN MIT PARTNER

🟩 *Schmetterling mit Partner*

Setz dich gerade hin, den Rücken gegen den des Partners gelehnt, deine Fußsohlen aneinandergelegt. Lehne dich gegen den Partner zurück und bleib ein paar Atemzüge lang so. Entspann bei jedem Ausatmen das Becken ein Stück mehr.

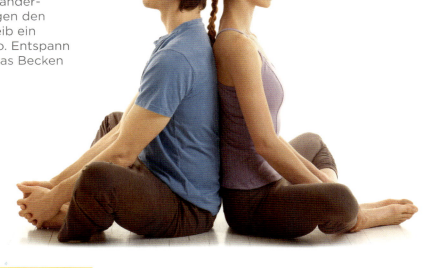

🟩 *Drehung mit Partner*

Setzt euch Rücken an Rücken. Leg die linke Hand auf dein rechtes Knie und die rechte auf den linken Oberschenkel des Partners direkt oberhalb des Knies. Dein Partner tut das Gleiche. Jeder drückt nun gegen den Oberschenkel des anderen und dreht den Oberkörper nach rechts. Richtet euch mit jedem Einatmen ein wenig gerader auf und geht mit jedem Ausatmen mehr in die Drehung.

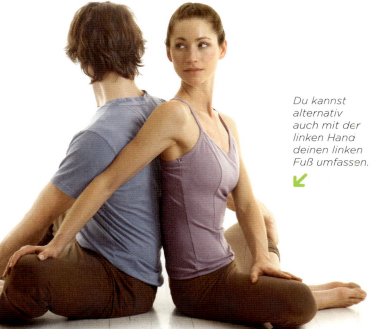

Du kannst alternativ auch mit der linken Hand deinen linken Fuß umfassen.

↙

◼ *Zurücklehnen mit Partner*

Lehne dich aus der Sitzhaltung Rücken an Rücken gegen den Partner zurück, der sich gleichzeitig vorbeugt, sodass dein Kopf zwischen seinen Schulterblättern liegt. Bleibt in dieser Position 5 tiefe Atemzüge lang, bevor ihr tauscht.

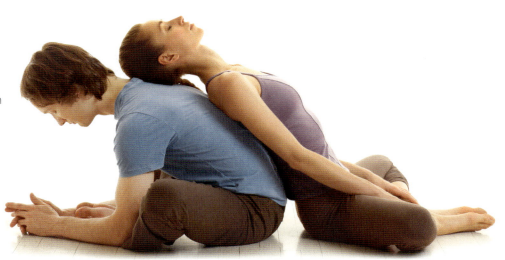

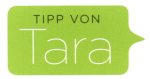

LASST ES GESCHEHEN

Versucht nicht, das perfekte Beziehungserlebnis zu forcieren. Bleib bei deinem Atem und öffne dich. Was auch immer dann passiert, passiert ganz von selbst.

DIE ASANAS | HALTUNGEN MIT PARTNER

■ Grätsche mit Partner

Setzt euch einander zugewandt auf den Boden, die Beine weit gegrätscht. Ihr könnt die Füße gegeneinanderlegen. Die andere Möglichkeit: Falls einer von euch weniger beweglich ist als der andere, drückt er die Füße gegen Fußgelenke oder Waden des anderen. Verschränkt entweder eure Hände oder die Arme und haltet diese Stellung ein paar Atemzüge lang.

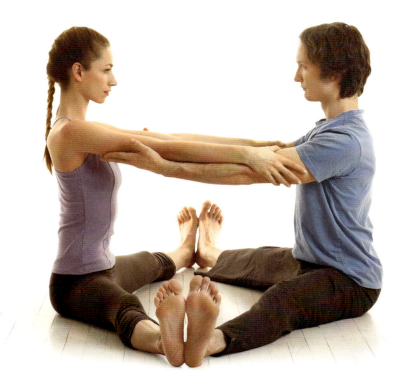

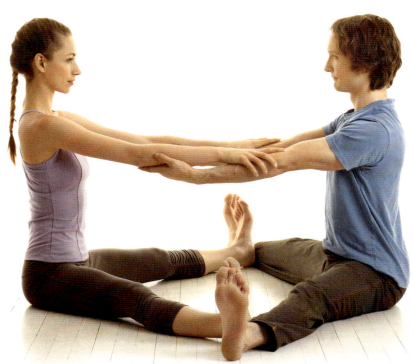

Vorbeuge mit Rückenpresse

Setzt euch Rücken an Rücken. Die Beine sind ausgestreckt oder leicht gebeugt, die Füße angewinkelt. Einer von euch beugt sich vor, der andere stellt die Füße auf den Boden und setzt sich sanft auf den unteren Rücken des Partners. Wer oben sitzt, gibt Stückchen für Stückchen mehr Gewicht an den Partner ab. Beide sagen sofort Bescheid, sobald es sich nicht mehr gut anfühlt!

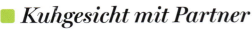

Kuhgesicht mit Partner

Dein Partner nimmt das Kuhgesicht ein und legt die Unterarme auf den Boden. Du kniest dich auf deinem linken Knie hinter ihn und schiebst das rechte Bein leicht gebeugt nach hinten. Den Fuß stellst du auf. Drück deinen Brustkorb gegen den oberen Rücken des Partners und schieb ihn damit sanft nach vorn.

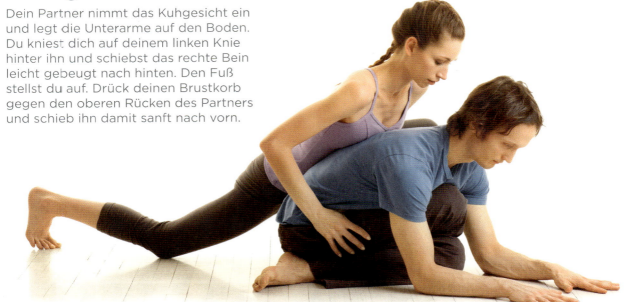

DIE ASANAS | HALTUNGEN MIT PARTNER

◼ *Gedrehter Adler mit Partner*

Dein Partner liegt auf dem Rücken und hakt den rechten Fuß außen um die linke Wade. Die Knie fallen gebeugt nach links. Du stellst dich knapp hinter sein Becken und legst ihm deine rechte Hand knapp über dem Knie auf den rechten Oberschenkel. Deine linke Hand ruht auf seiner rechten Schulter. Während der andere ausatmet, drückst du nach unten; beim Einatmen löst du den Druck.

◼ *Totenstellung mit Partner*

Dein Partner liegt in Totenstellung auf dem Rücken und schließt die Augen. Du stehst gegrätscht über seinen Beinen und legst ihm die rechte Hand unter die Taille. Die linke ruht auf seinem rechten Oberschenkel. Zieh ihn gleichzeitig an der Taille nach oben und drück auf den Oberschenkel.

🟩 Totenstellung mit Nackenmassage

Die andere Person nimmt die Totenstellung ein. Du kniest dich hinter ihren Kopf, legst ihr die Hände unter den Nacken und streichst abwechselnd mit der einen und der anderen Hand mit leichtem Druck in Richtung Kopf.

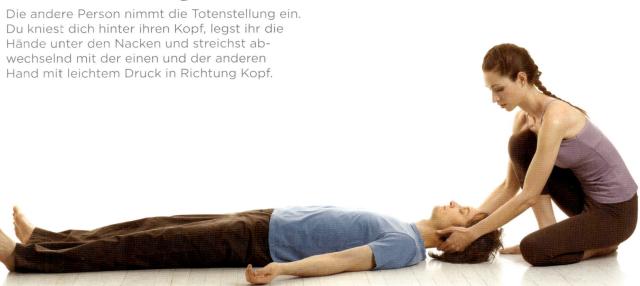

🟩 Totenstellung mit Schläfenmassage

Die andere Person nimmt die Totenstellung ein. Du kniest dich hinter ihren Kopf und legst ihr die Fingerspitzen in die Stirnmitte über den Augenbrauen. Streiche mit leichtem Druck in Richtung Schläfen. Dort angekommen, kannst du den Druck etwas erhöhen.

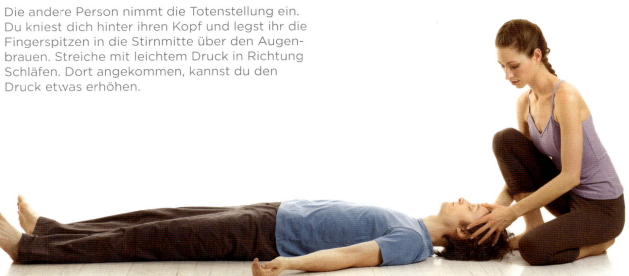

Schlank durch Yoga

Das Geheimnis des Abnehmens

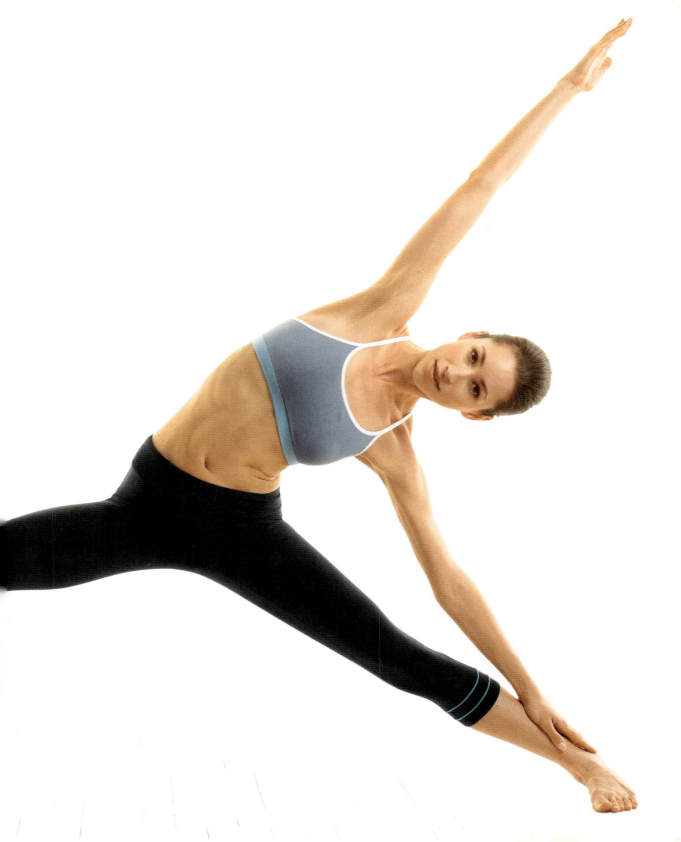

Wir wissen alle, dass Diätpläne und Sportprogramme nichts nützen, wenn man sich nicht daran hält. Der erste Schritt auf dem Weg zu einem schlanken Körper ist daher die Einsicht, dass nichts ohne eine komplette Umstellung der Lebensgewohnheiten geht. Klingt abschreckend, oder?

Muss es aber gar nicht sein. Denn hier kommt Yoga ins Spiel. Das bringt nämlich nicht nur etwas, um den Körper muskulöser zu machen. Vor allem reduziert es Stress und gibt dir ein Gefühl dafür, was dein Körper wirklich braucht. Genau deshalb kann Yoga eine wichtige Rolle spielen, wenn du dein Leben (und deinen Körper) verändern möchtest.

Ich gehe mal davon aus, dass ich dir nichts wesentlich Neues erzähle, wenn ich sage: Es gibt einen direkten Zusammenhang zwischen Stress und Gewichtszunahme.

In einer Studie der American Psychological Association erklärten 43 Prozent der 1.800 Befragten, sie reagierten auf Stress häufig dadurch, dass sie zu viel oder zu ungesund äßen. Auf die befragten Frauen traf dieses Verhalten in noch größerem Ausmaß zu als auf die Männer.

Was ist denn Stress? Doch nichts anderes als eine Art persönlicher Bodyguard, der bei Gefahr im Verzug das Verteidigungsprogramm anwirft. Für den Körper heißt das vor allem, dass er die Hormone Cortisol und Adrenalin ausschüttet.

Adrenalin verleiht dir eine Riesenportion Extra-Energie, damit du vor der Gefahr entweder schnell fliehen oder sie bekämpfen kannst (es ist daher auch als Kampf-oder-Flucht-Hormon bekannt). Cortisol dagegen gleicht einer überbehütenden Mutter, die ihr Kind nährt und füttert, damit es genug für Notzeiten hat. Genau das ist der Grund dafür, dass wir in Stressphasen so häufig den Impuls haben, alles zu essen, was uns in den Weg kommt – je leichter verdaulich, desto besser. Um zu fliehen oder zu kämpfen, braucht der Körper nämlich zucker- oder fettreiche Nahrung,

weil diese Nährstoffe am schnellsten Energie liefern. Manche Wissenschaftler gehen davon aus, dass Cortisol auch die Körpersignale für Hunger und Sattheit verändert, sodass wir bei Stress selbst nach einer üppigen Mahlzeit noch zum Dessert greifen.

In Zeiten, als die Menschen täglich Tausende von Kalorien verbrannten, um Nahrung zu beschaffen, Feuer zu machen und vor wilden Tieren davonzurennen, und als Stress noch Leben und Tod bedeutete, war das natürlich alles sinnvoll. Es erwies sich als nützlich, wenn der Körper zusätzliche Energie in Form von Hüftpölsterchen speicherte. Heute allerdings hat Stress eher etwas damit zu tun, dass wir am Computer sitzen und ellenlange To-do-Listen abarbeiten. Dabei helfen uns die Pölsterchen leider gar nicht.

Was noch schlimmer ist: Wenn Stress den Cortisolspiegel permanent hoch hält, wird Fett vom Körper nicht mehr verbrannt, sondern dauerhaft gespeichert, und zwar vor allem im Bauchbereich. Bauchfett hat nicht nur direkten Zugang zum Blutkreislauf und damit zur Schnellfahrspur für Cortisol, sondern auch jede Menge Rezeptoren für dieses Hormon. Das wiederum reduziert außerdem die Produktion von Testosteron, das zum Muskelaufbau wichtig ist. Liegt der Testosteronspiegel aber dauerhaft niedrig, büßen wir Muskelmasse ein und verlangsamen dadurch unseren Stoffwechsel zusätzlich, denn nur Muskeln verbrennen Energie.

Körperliche Aktivität – also natürlich auch Yoga! – senkt den Cortisolspiegel und kann damit Gewicht reduzieren.

2005 bestimmten Forscher den Cortisolspiegel weiblicher Testpersonen, die danach drei Monate lang an einem Yogakurs teilnahmen. Nach dem Untersuchungszeitraum lag ihr Cortisolspiegel signifikant niedriger als jener der Vergleichsgruppe, die kein Yoga gemacht hatte.

Eine weitere Studie (veröffentlicht in *Alternative Therapies in Health and Medicine*) ergab, dass Menschen, die über vier oder mehr Jahre hinweg regelmäßig Yoga machten, weniger zunahmen als Nicht-Yogis. Außerdem reduzierten die übergewichtigen Testpersonen mit Yoga ihr Gewicht innerhalb eines Zeitraumes von zehn Jahren.

Dieser Schlank-Effekt von Yoga wäre schon allein beeindruckend genug. Aber die Fett-weg-Wirkung geht noch weiter. Denn Yoga ist vor allen Dingen dafür nützlich, Achtsamkeit zu lernen. Wer Yoga fest im eigenen Leben verankert, bei dem stellt sich sehr bald ein gewachsenes Bewusstsein nicht nur für den eigenen Körper, sondern auch für die eigenen Fähigkeiten und Grenzen ein. Und daraus folgt das intuitive Wissen, was gut für

einen ist – und was nicht. Das beschränkt sich nicht nur auf das Wissen, ob man in einer Yogahaltung noch ein Stückchen weiter gehen kann. Man erkennt auch intuitiv, welches Essen dem eigenen Körper guttut.

In Untersuchungen zu den Ursachen von krankhaftem Übergewicht stellte sich heraus, dass fettleibige Menschen oft die Mengen unterschätzen, die sie essen, während sie gleichzeitig ihre sportlichen Aktivitäten überschätzen. (Manchmal denke ich, dass es einfacher ist, die Schuld auf Umstände zu schieben, die außerhalb der eigenen Kontrolle liegen, statt anzuerkennen, was wir alles tatsächlich in der Hand haben, und dort aktiv anzusetzen. Wer kennt nicht die Sprüche von wegen „Ich habe einfach einen langsamen Stoffwechsel" oder „Das Gewicht ist bei mir genetisch bedingt"?)

Im *New England Journal of Medicine* wurde dazu einmal eine hochinteressante Studie veröffentlicht: Wissenschaftler untersuchten die Ernährungs- und Sportgewohnheiten von Leuten, die behaupteten, sie nähmen nicht ab, obwohl sie ihre Kalorienzufuhr eingeschränkt hätten. Tatsächlich stellte sich heraus, dass die Testpersonen die aufgenommene Kalorienmenge um 47 Prozent zu niedrig und das Ausmaß ihrer sportlichen Aktivitäten um 51 Prozent zu hoch angegeben hatten. Als die

Forscher die Stoffwechselaktivität der Testpersonen mit der von Personen in einer zweiten Gruppe verglichen, fand sich kein Unterschied. Die „gescheiterten" Diäten hatten nichts mit einem zu langsamen Stoffwechsel zu tun – das Abnehmen scheiterte, weil den Personen nicht klar war, dass sie zu viel aßen und sich zu wenig bewegten!

Achtsamkeit und Körperbewusstsein sind wichtig. Und sobald du anfängst, beides zu trainieren, kannst du nach und nach immer besser einschätzen, was Körper und Geist brauchen. Vielleicht fängt es schon damit an, dass dir bewusst wird, wie gut dein Essen schmeckt – und du daraufhin automatisch langsamer isst, um jeden Bissen wirklich zu genießen. Wunderbar! Die Forschung ist sich nämlich einig, dass man weniger isst, je mehr Zeit man sich bei den Mahlzeiten nimmt.

Wissenschaftler der University of Rhode Island luden 30 Testpersonen zu zwei identischen Mahlzeiten ein. Das erste Essen sollten sich die Probanden mit einem Esslöffel buchstäblich hineinschaufeln. Beim anderen bekamen sie einen Teelöffel, sollten jeden Bissen 20- bis 30-mal kauen und dazwischen Pausen einlegen. Für die erste Mahlzeit brauchten die Testpersonen gerade mal neun Minuten, für die zweite 30 – und außerdem aßen sie beim zweiten Mal 10 Prozent weniger. Man glaubt heute, dass der Körper beim langsamen Essen besser wahrnimmt, wann das Sättigungsgefühl einsetzt, sodass man nicht noch eine zweite (oder dritte!) Portion nimmt.

Yoga hilft dir daher nicht nur, deinen Stress in den Griff zu bekommen und deine Muskeln zu trainieren, sondern gibt dir auch ein völlig neues Körperbewusstsein. Und genau das ist der Schlüssel zu dem schlanken, sexy Körper, den du dir wünschst.

Die folgenden Übungsprogramme trainieren Achtsamkeit und senken den Cortisolspiegel, sodass du gesund isst, deinen Stoffwechsel in Gang bringst und effektiv Fett verbrennst.

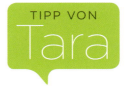

TIPP VON Tara

ZIELE VERSUS VORSÄTZE.

Es macht einen kleinen, aber entscheidenden Unterschied, ob du dir Ziele setzt oder Vorsätze fasst. Aus Sicht der yogischen Tradition sind Vorsätze etwas, das man selbst beeinflussen kann. In puncto Abnehmen könnte ein Vorsatz lauten: „Ich will beim Essen nur ein Glas Wein trinken." Oder: „Vom Nachtisch esse ich nur einen kleinen Bissen." Das ist realistischer, als zu sagen: „Ich nehme fünf Kilo ab." Schließlich hast du selbst nur die Kontrolle über das, was du tust – nicht über das, was dein Gewicht macht.

Stoffwechsel wecken

Wenn du den Tag mit 5 Minuten Yoga beginnst, beruhigst du dein Nervensystem, startest fokussiert in den Tag und bringst deinen Metabolismus auf Touren. Du kannst entweder auf der Matte oder gemütlich im Bett üben. Am besten fängst du gleich nach dem Aufwachen damit an, bevor in deinem Kopf die Gedanken und Pläne für den Tag zu kreisen beginnen. Du profitierst von diesem Programm am meisten, wenn du es dreimal pro Woche übst.

Das Programm

Übe die Asanas in Folge und halte jede Position 5 tiefe Atemzüge lang (falls nicht anders angegeben).

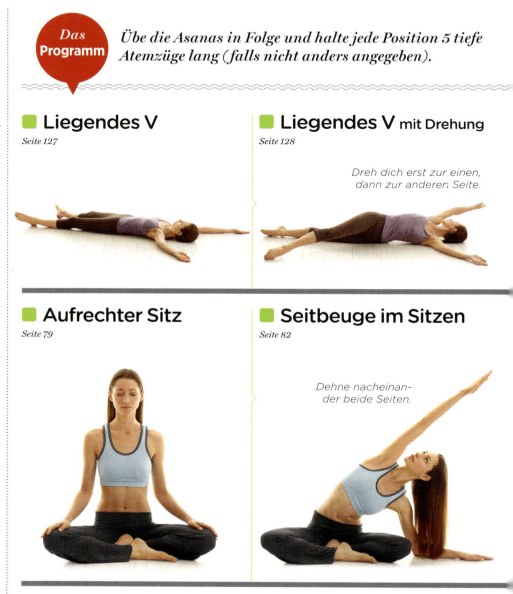

Liegendes V
Seite 127

Liegendes V mit Drehung
Seite 128

Dreh dich erst zur einen, dann zur anderen Seite.

Aufrechter Sitz
Seite 79

Seitbeuge im Sitzen
Seite 82

Dehne nacheinander beide Seiten.

■ Kniekreisen vor der Brust
Seite 128

Lass erst das eine, dann das andere Knie kreisen. Roll dich auf eine Seite und atme ein paarmal tief ein und aus. Lass beim Ausatmen alle Verspannungen aus deinem Körper entweichen.

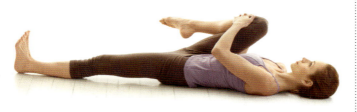

■ Aufrechter Sitz mit Handöffnung
Seite 81

■ Aufrechter Stand mit Handöffnung
Seite 39

Lass die Arme ausatmend sinken.

Du bist jetzt bereit, in den Morgen zu starten. Ich wünsche dir einen tollen Tag!

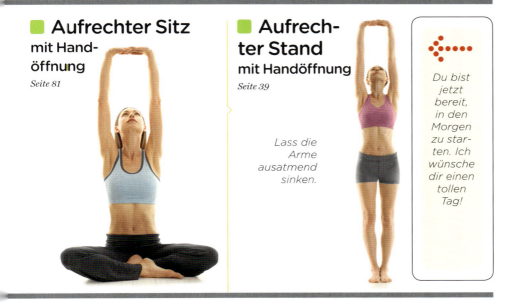

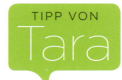

TIPP VON Tara

MACH DAS BESTE AUS DEM MORGEN

Lass dir beim morgendlichen Aufstehen Zeit: Achte darauf, wie sich dein Körper anfühlt, und folge deinem Atem. Jetzt ist es noch ruhig; nutz das für den bestmöglichen Start in den Tag.

Leg doch ein Notizbuch auf dem Nachttisch bereit: Gedanken, Inspirationen und Ideen kommen einem meistens abends vor dem Schlafengehen oder morgens gleich nach dem Aufwachen. Wenn du etwas zu schreiben am Bett hast, kannst du solche Dinge gleich notieren. So entlastest du den Kopf.

Fatburner

Wenn du deinem Körper ein paar anspruchsvolle Yogahaltungen zu tun gibst, bei denen möglichst alle Muskeln beteiligt sind, dann verbrennst du unter Garantie reichlich Fett. Am besten übst du dieses Programm viermal pro Woche. Leg dir ein Handtuch bereit: Hier kommst du ganz schön ins Schwitzen!

Das Programm — Übe die Asanas in Folge und halte jede Position 5 tiefe Atemzüge lang (falls nicht anders angegeben).

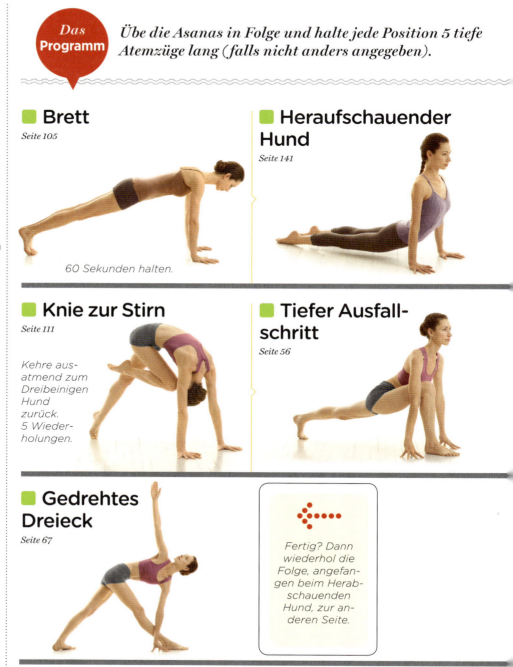

Brett
Seite 105

60 Sekunden halten.

Heraufschauender Hund
Seite 141

Knie zur Stirn
Seite 111

Kehre ausatmend zum Dreibeinigen Hund zurück. 5 Wiederholungen.

Tiefer Ausfallschritt
Seite 56

Gedrehtes Dreieck
Seite 67

Fertig? Dann wiederhol die Folge, angefangen beim Herabschauenden Hund, zur anderen Seite.

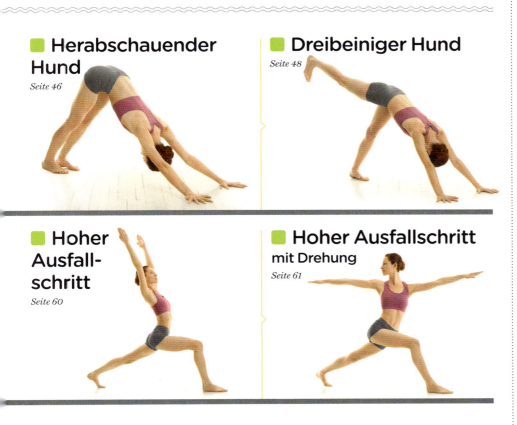

- **Herabschauender Hund**
  Seite 46
- **Dreibeiniger Hund**
  Seite 48
- **Hoher Ausfallschritt**
  Seite 60
- **Hoher Ausfallschritt mit Drehung**
  Seite 61

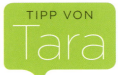

TIPP VON *Tara*

DIE ENERGIE DES BRETTS

Das Brett eine ganze Minute lang zu halten, kann eine echte Herausforderung sein. Atme einfach langsam und tief; dann vergehen die Sekunden schneller. Wenn du eine Pause brauchst, kannst du einen oder zwei Atemzüge lang in den Hund gehen. Das ist besser, als einfach aufzugeben. Wenn du es schaffst, das Brett zu halten, obwohl Körper und Geist es sich lieber leichter machen würden, dann baust du Kraft und Fokus auf, die dir helfen, auch andere Ziele zu erreichen.

Metabolismus-Booster

Die Asanas in dieser Übungsfolge erfordern Kraft. Wenn du sie hältst, erhöhst du deinen Puls und damit automatisch auch deine Stoffwechselrate. Der Schulterstand stimuliert gemäß alten yogischen Lehren Schilddrüse und Nebenschilddrüse: zum einen durch die Über-Kopf-Haltung, zum anderen, weil Kinn und Hals erst angespannt und dann entspannt werden. Die alten Yogis glaubten außerdem, dass dadurch der Kreislauf angeregt und der Stoffwechsel reguliert wird. Übe das Programm zweimal pro Woche, um deinen Metabolismus auf Touren zu halten und den ganzen Tag über Kalorien zu verbrennen.

Das Programm

Übe die Asanas in Folge und halte jede Position 5 tiefe Atemzüge lang (falls nicht anders angegeben).

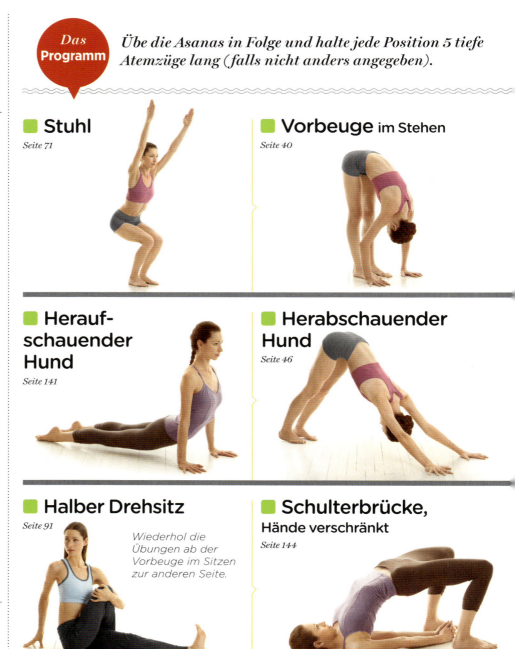

- **Stuhl** *Seite 71*
- **Vorbeuge im Stehen** *Seite 40*
- **Heraufschauender Hund** *Seite 141*
- **Herabschauender Hund** *Seite 46*
- **Halber Drehsitz** *Seite 91*

Wiederhol die Übungen ab der Vorbeuge im Sitzen zur anderen Seite.

- **Schulterbrücke, Hände verschränkt** *Seite 144*

■ Brett
Seite 105

■ Halber Liegestütz
Seite 106

Bring die Beine mit einem Sprung nach vorn und wiederhol die Übungen bis hier 4-mal. Setze die Folge dann fort.

■ Vorbeuge im Sitzen, Bein angewinkelt
Seite 89

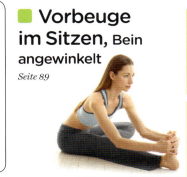

■ Beinwiege im Sitzen
Seite 90

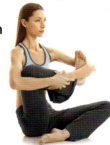

■ Pflug
Seite 122

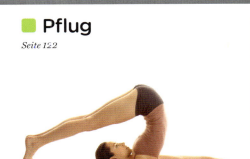

■ Schulterstand
Seite 124

Übe den Schulterstand erst, wenn du den Pflug beherrschst.

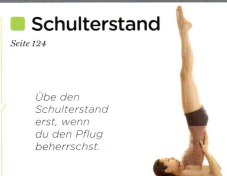

TIPP VON Tara

FLIPPER

Du kannst Anspannungen im Rücken lösen, indem du länger im Heraufschauenden Hund verharrst. Zieh dabei die Schulterblätter zusammen und die Schultern nach hinten unten. Lass den Rumpf zwischen den Armen leicht hin und her schwingen und atme tief. Wir nennen das im Studio den „Flipper", weil es ein bisschen nach einem Flippergerät aussieht, wenn alle im Kurs den Oberkörper zwischen den Armen hin und her schwingen lassen.

Muskeltraining / Ganzer Körper

Vielleicht hast du gerade abgenommen und willst jetzt Muskeln aufbauen. Oder du warst immer schon schlank, wünschst dir aber eine definiertere Silhouette. Schöne Muskeln bekommst du nur durch regelmäßiges Training, bei dem dein Körper immer wieder über seine Komfortzone hinaus gefordert wird. Dieses Programm trainiert den gesamten Körper, während sich die nächsten noch mal speziell mit bestimmten Zonen beschäftigen. Sie alle sorgen für gesundes, sexy Aussehen. Je nachdem, was du erreichen willst, solltest du jedes Programm viermal pro Woche üben.

Das Programm

Übe die Asanas in Folge und halte jede Position 5 tiefe Atemzüge lang (falls nicht anders angegeben).

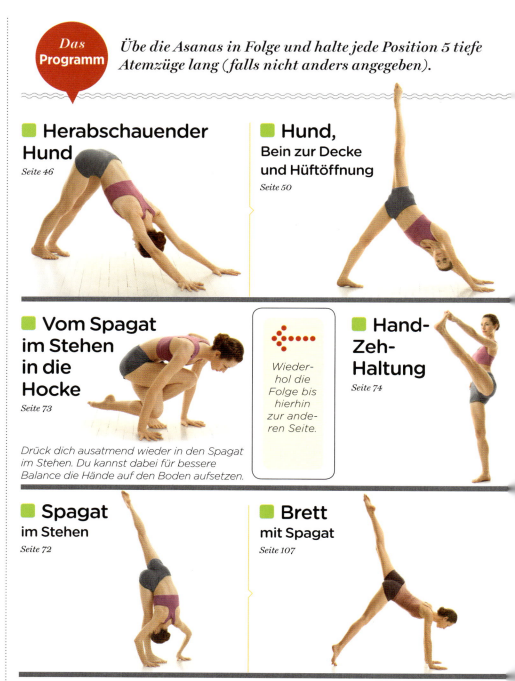

■ **Herabschauender Hund**
Seite 46

■ **Hund,** Bein zur Decke und Hüftöffnung
Seite 50

■ **Vom Spagat im Stehen in die Hocke**
Seite 73

Wiederhol die Folge bis hierhin zur anderen Seite.

■ **Hand-Zeh-Haltung**
Seite 74

Drück dich ausatmend wieder in den Spagat im Stehen. Du kannst dabei für bessere Balance die Hände auf den Boden aufsetzen.

■ **Spagat** im Stehen
Seite 72

■ **Brett** mit Spagat
Seite 107

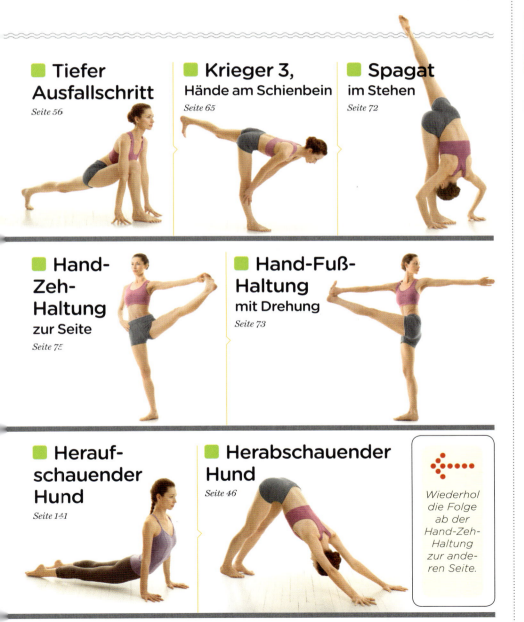

- **Tiefer Ausfallschritt** *Seite 56*
- **Krieger 3,** Hände am Schienbein *Seite 65*
- **Spagat** im Stehen *Seite 72*
- **Hand-Zeh-Haltung** zur Seite *Seite 75*
- **Hand-Fuß-Haltung** mit Drehung *Seite 73*
- **Heraufschauender Hund** *Seite 141*
- **Herabschauender Hund** *Seite 46*

Wiederhol die Folge ab der Hand-Zeh-Haltung zur anderen Seite.

TIPP VON Tara

DRAN SEIN IST ALLES!

Wenn dir in der Mitte eines Programms die Puste ausgeht, dann bleib trotzdem dran. Selbst wenn du die nächste Haltung nicht in Gänze schaffst, hast du mehr davon, wenn du weitermachst, als wenn du aussetzt. Falls du eine Position abbrechen musst, dann nimm dir Zeit und sei aufmerksam, aber kehre zu der Haltung zurück. Durch das Dranbleiben forderst du deinen Körper, sodass du von Mal zu Mal mental und physisch stärker wirst.

Muskeltraining / Bauch

Ja, am Strand

macht ein flacher Bauch echt was her. Aber ein starker Core (also die Kernmuskulatur des Rumpfes) unterstützt dich vor allem dabei, effizient Fett zu verbrennen, Kraft aufzubauen und einen guten Gleichgewichtssinn zu entwickeln. Wenn du diese Core-Übungen konsequent in dein Yoga einbaust, kommst du schneller weiter.

Das Programm

Übe die Asanas in Folge und halte jede Position 5 tiefe Atemzüge lang (falls nicht anders angegeben).

🟩 Beine senken mit Block
Seite 133

🟩 Füße hoch mit Block
Seite 132

Kehre zur vorigen Haltung zurück und wiederhol das Auf und Ab 20-mal.

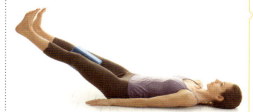

🟩 Muskellockerung Oberschenkelrückseite
Seite 129

Übe erst zur einen, dann zur anderen Seite.

🟩 Gekreuzte Knie
Seite 130

Übe erst zur einen, dann zur anderen Seite.

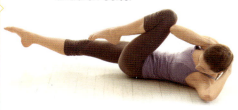

168

Boot, Beine gebeugt
Seite 92

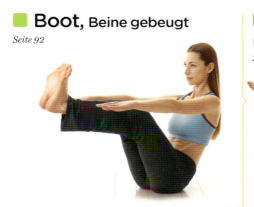

Bein- und Armlift mit Block
Seite 134

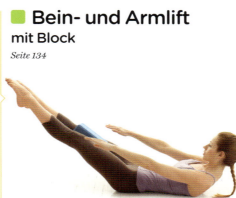

Schulterbrücke
Seite 144

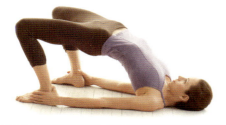

TIPP VON Tara

JEDERZEIT BEREIT

Diese Bauchmuskelübungen kannst du immer mal zwischendurch in einer ruhigen Minute einbauen: wenn du zum Beispiel auf der Matte sitzt und auf den Beginn der Yogastunde wartest. Du aktivierst dadurch deinen Core und spürst deinen gesamten Körper. Du kannst die Übungen sogar zu Hause vor dem Fernseher machen!

Muskelaufbau / Unterkörper

Problemzonen?

Den Begriff kannst du aus deinem Wortschatz streichen, denn diese Übungen formen und straffen deinen Körper zum Wunsch-Body. Hier geht es um die untere Körperhälfte. Hol also schon mal die knappen Shorts aus dem Schrank! Einen sexy Po und straffe Oberschenkel bekommst du, indem du Kalorien verbrennst und gleichzeitig Muskeln aufbaust. Diese Übungen schaffen Ersteres, weil du echt ins Schwitzen kommst, wenn du fordernde Yogahaltungen absolvierst (und dabei das Atmen nicht vergisst). Außerdem trainieren sie die großen Muskelgruppen optimal, sodass du Kraft aufbaust und einen straffen Körper bekommst.

Das Programm

Übe die Asanas in Folge und halte jede Position 5 tiefe Atemzüge lang (falls nicht anders angegeben).

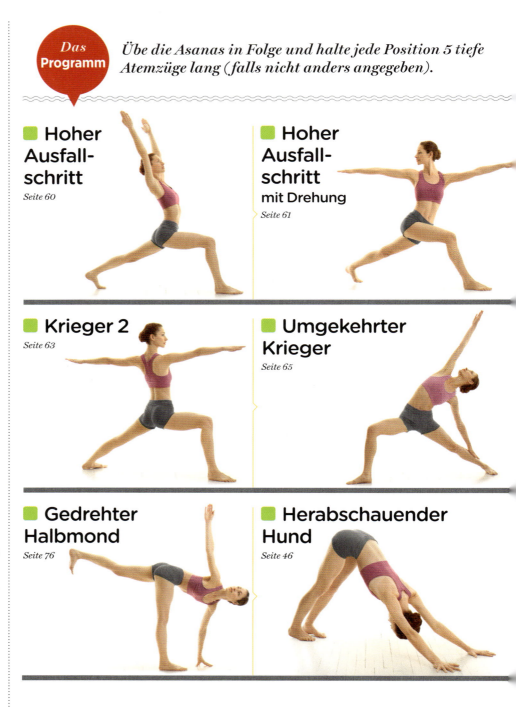

■ **Hoher Ausfallschritt**
Seite 60

■ **Hoher Ausfallschritt** mit Drehung
Seite 61

■ **Krieger 2**
Seite 63

■ **Umgekehrter Krieger**
Seite 65

■ **Gedrehter Halbmond**
Seite 76

■ **Herabschauender Hund**
Seite 46

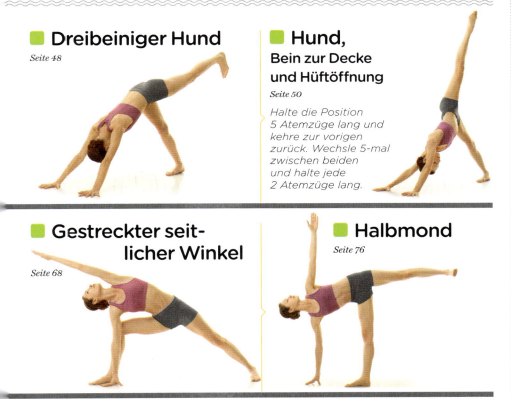

■ Dreibeiniger Hund
Seite 48

■ Hund,
Bein zur Decke und Hüftöffnung
Seite 50

Halte die Position 5 Atemzüge lang und kehre zur vorigen zurück. Wechsle 5-mal zwischen beiden und halte jede 2 Atemzüge lang.

■ Gestreckter seitlicher Winkel
Seite 68

■ Halbmond
Seite 76

Wiederhol die gesamte Folge zur anderen Seite.

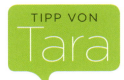

TIPP VON Tara

AKTIV BLEIBEN

Bleib in den Asanas immer aktiv und sieh zu, dass sie nicht komplett statisch werden. Es geht dabei nicht darum herumzuhampeln, sondern den Atem zu nutzen, um Anspannungen zu lösen, bei schwierigen Haltungen über die Anstrengung hinauszuwachsen und tiefer in die Entspannung zu gehen. Wenn du eine Position 30 Minuten lang halten müsstest – was würdest du tun, um nicht zu versauern?

Muskelaufbau / Oberkörper

Dieses Programm stellt Arme, Schultern, oberen Rücken und Brust in den Mittelpunkt. Und das wird anstrengend! Falls nötig, kannst du zwischendurch immer mal die Arme ausschütteln.

Das Programm: *Übe die Asanas in Folge und halte jede Position 5 tiefe Atemzüge lang (falls nicht anders angegeben).*

■ Brett
Seite 105

■ Seitstütz
Seite 106

Übe erst zur einen, dann zur anderen Seite.

■ Vorübung Unterarmstand
Seite 117

■ Krähe
Seite 108

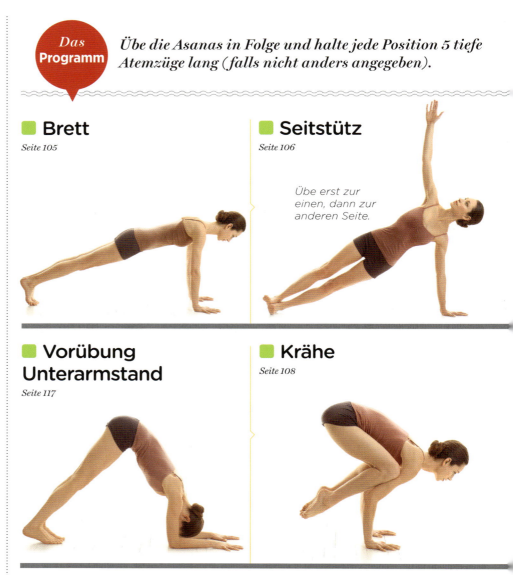

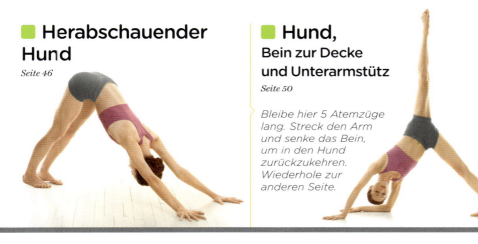

■ Herabschauender Hund
Seite 46

■ Hund,
Bein zur Decke und Unterarmstütz
Seite 50

Bleibe hier 5 Atemzüge lang. Streck den Arm und senke das Bein, um in den Hund zurückzukehren. Wiederhole zur anderen Seite.

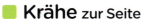

■ Krähe zur Seite
Seite 110

Übe erst zur einen, dann zur anderen Seite.

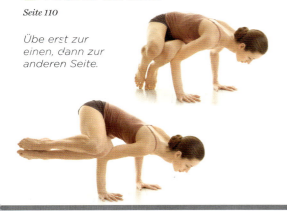

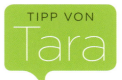

TIPP VON Tara

TIEF ATMEN

Verlier nie deinen Atem aus den Augen! Gerade bei anstrengenden Programmen passiert es leicht, dass die Atemzüge schnell und flach werden. Kehre immer wieder zum tiefen, langsamen Atmen zurück, denn das hilft dir. Hastiges Atmen versetzt den Körper in Panikmodus, bei dem alle Muskeln angespannt werden. Wenn du dagegen langsam und tief Luft holst, bleiben Körper und Geist ruhig, du befreist dich von Anspannung und Angst und kannst alle Bewegungen kontrolliert ausführen. Oft stellst du dann fest, dass du sogar in der Lage bist, deine körperlichen Grenzen weiter zu verschieben.

HILFE DURCH *Yoga*

Fernanda Hess

DAS PROBLEM: STRESSESSEN UND ZUNAHME

„Das bewusste Atmen beim Yoga verbindet meinen Kopf mit meinem Körper und verankert mich im Hier und Jetzt. So kann ich das Gedankenkarussell aus Angst, Sorge und Traurigkeit abstellen, auf das ich sonst mit Essen reagiere. Gedanken haben immer mit Zukunft oder Vergangenheit zu tun. Solange ich im Jetzt bleibe, bin ich glücklich."

Um ein einigermaßen normales Gewicht zu halten, musste sich Fernanda Hess beim Essen ständig kontrollieren. „Es war ein ewiger Kampf", gibt die 26-Jährige zu, „vor allem in Stresszeiten."

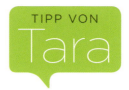

KURZES GREIFT ZU KURZ

Als Fernanda in eine andere Stadt zog, um dort ein Studium anzufangen, spitzte sich das Problem zu. Der Umzug, die neue Umgebung und die Umstellung auf das Studentenleben setzten sie unter Stress. „In dieser Situation gewöhnte ich mir an, Stress durch Essen zu kompensieren." Im Laufe des ersten Semesters stieg ihr Gewicht von 55 auf 70 Kilo – was bei Fernandas Größe von 1,65 Metern ganz schön auffiel. „Diese Veränderung meines Körpers machte mich fertig", gibt sie zu.
„Ich fing an zu walken und zu joggen, und gleichzeitig machte ich Krafttraining. Irgendwann nahm ich mir sogar einen Personal Trainer." Aber alle Anstrengungen brachten wenig. „Ich verbrannte zwar 500 bis 600 Kalorien zusätzlich am Tag, aber meine Esslust bekam ich einfach nicht in den Griff. Wenn es hochkommt, nahm ich drei Kilo ab."

Eines Tages probierte Fernanda in ihrem Fitnessstudio einen Yogakurs aus, weil sie hoffte, damit ihren Stress in den Griff zu kriegen. „Der Kurs war extrem anstrengend, aber hinterher fühlte ich mich einfach großartig. Am nächsten Tag saß ich gleich wieder auf der Matte, um den nächsten zu machen."

Nach ein paar Yogastunden stellte Fernanda fest, dass ihre Fressattacken weniger wurden. Nach einer Weile hörte sie mit dem Gerätetraining auf, um sich ganz auf Yoga zu konzentrieren. „Ich nahm innerhalb von acht Monaten 15 Kilo ab. Yoga hilft mir, mich in meinem Körper zu Hause zu fühlen und so bewusster zu essen."

Ein paar Jahre später zog Fernanda wieder in eine neue Stadt und fing an, als Stimm- und Sprechtherapeutin zu arbeiten. Weil dabei das Yoga zu kurz kam, nahm sie wieder acht Kilo zu. Diesmal kehrte sie allerdings auf die Matte zurück, sobald sie im Job Fuß gefasst hatte, und nahm wieder ab. Heute gibt sie dem Yoga einen hohen Stellenwert in ihrem Leben. „Yoga hilft mir einfach dabei, den Ess-Impuls zu kontrollieren", erklärt sie.

Schnelle Diäten? Fixe Fitnessprogramme? Beides funktioniert nicht, weil es eine allzu kurze Aufmerksamkeitsspanne noch verstärkt. Sobald die Diät oder das Sportprogramm vorbei ist, fällt man automatisch wieder in alte Gewohnheiten zurück. Um einen gesunden Lebensstil beizubehalten, braucht es einen langen Atem und dauerhafte Aufmerksamkeit. Regelmäßiges Yoga trainiert genau diese Fähigkeiten und hilft dabei, Körper und Geist gesund und fokussiert zu erhalten – und zwar auf Dauer.

KAPITEL 05

Gelassenheit durch *Yoga*

Für mehr Om im Leben

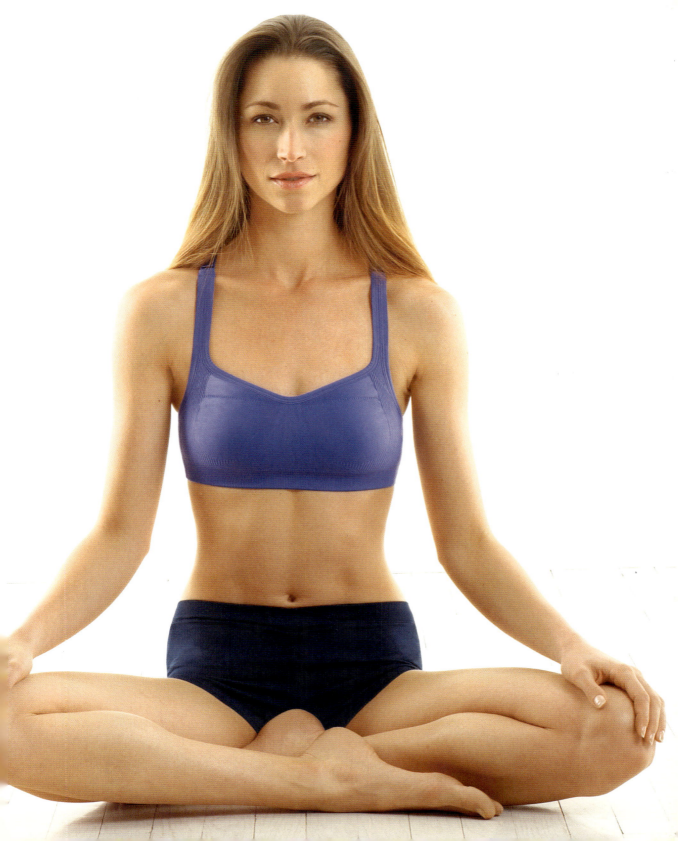

Im letzten Kapitel ging es viel um den Zusammenhang zwischen Stress und Gewicht. Aber Stress wirkt sich nicht nur auf die Fettpölsterchen aus, sondern hat noch eine Menge anderer negativer Folgen. Umso wichtiger, ihn in den Griff zu bekommen!

Stress hat etwas von schmutziger Wäsche: Es kommt ständig welcher nach, und wenn man sich nicht regelmäßig darum kümmert, wächst er einem über den Kopf. Wer nicht von Zeit zu Zeit die Waschmaschine anschmeißt, hat irgendwann nichts Sauberes mehr anzuziehen. Wer nichts gegen den Stress unternimmt, riskiert auf Dauer ein dünnes Nervenkostüm und in der Folge entsprechend häufige Aus- und Zusammenbrüche. Das Leben mit seinen ständigen Herausforderungen – kleinen Ärgernissen genau wie großen, weitreichenden Veränderungen – ist auf diese Weise kaum noch zu bewältigen.

Insofern ist die beruhigende Wirkung von Yoga sicherlich der positive Aspekt, der am ehesten auf der Hand liegt. Selbst wer nur ein einziges Mal Yoga gemacht hat, kennt vermutlich das glückselige Gefühl der Entspannung, wenn man am Ende der Stunde in Totenstellung auf der Matte liegt. Kein Wunder also, dass die Wirkung von Yoga auf die geistige Gesundheit bestens erforscht ist! Hier ein paar Beispiele dazu:

2009 untersuchten Forscher der Harvard Medical School die Auswirkungen von Yoga und Meditation auf das Lampenfieber. (Ich weiß aus eigener Erfahrung, wie sehr Bühnenangst lähmen kann, und zwar unabhängig vom Können und der Erfahrung!) Junge Profimusiker wurden gebeten, an einem zweimonatigen Yoga- und Meditationsprogramm teilzunehmen. Sie berichteten danach, sie hätten signifikant weniger häufig Lampenfieber gehabt, und auch Anspannung, Depression und Aggression hätten sich verringert.

Die Wissenschaft geht heute davon aus, dass Yoga nicht nur akuten Stress und Sorgen reduziert, sondern auch die Art und Weise verändert, wie der Körper auf Stress reagiert. Die Übungen senken nämlich Puls und Blutdruck und sorgen für regelmäßige Atmung. Sie können sogar die Herzfrequenzvariabilität erhöhen: Wenn der Körper den Herzrhythmus variieren kann, ist er besser gerüstet, um auf stressige Situationen zu reagieren.

2003 stellten Wissenschaftler der University of Utah die Ergebnisse einer Studie zur Wirkung von Yoga auf das Schmerzempfinden vor. Menschen, die sehr schmerzempfindlich sind, sind nämlich auch anfälliger für Stress. Dabei wurde untersucht, wie das Gehirn der Testpersonen auf Schmerzen und Stress reagierte. Es zeigte sich, dass die Probanden, die Yoga machten, nicht nur eine höhere Schmerztoleranz besaßen, sondern dass ihr Hirn auch auf Schmerzen am wenigsten reagierte.

Für eine deutsche Studie baten 2005 Forscher 24 Frauen, die nach eigener Aussage gerade eine emotionale Krise durchmachten, drei Monate lang zwei 90-minütige Yogastunden pro Woche zu absolvieren. Danach berichteten die Frauen, ihre Gefühle von Stress, Depression, Sorge und Erschöpfung hätten sich reduziert, sie fühlten sich besser und hätten mehr Energie. Bei der Kontrollgruppe, deren Probandinnen weder Yoga gemacht noch andere stressreduzierende Maßnahmen ergriffen hatten, veränderte sich nichts.

Ich könnte tagelang Studien aufzählen, die beweisen, wie Yoga der geistig-seelischen Gesundheit nützt. Aber vermutlich ist dir ohnehin klar, wie gut du in deiner Mitte ruhst, wenn du dich auf deinen Atem konzentrierst, statt deinen Gedanken in alle Richtungen zu folgen. Die Programme in diesem Kapitel helfen dir, deinen Stress unter Kontrolle zu halten und besser zu schlafen, weniger Sorgen zu wälzen und entsprechend tagsüber mehr Energie zu haben. Probier's aus!

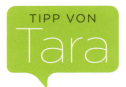

TIPP VON Tara

NIMM DIR DIE ZEIT

Hast du dich auch schon mal bei dem Gedanken „Ja, ich nehme Tempo raus und mache was gegen den Stress – sobald ich die Zeit finde" erwischt? Das ist doch vollkommen verrückt! Wenn du die Zeit bis jetzt nicht „gefunden" hast, dann passiert das vermutlich auch in Zukunft nicht. Du musst dir die Zeit nehmen. Fang mit 30 Sekunden an, die du hie und da einbaust, und erhöhe die Zeitspanne dann allmählich.

Gegen Ängste

Die Symptome

der Angst kennen wir alle: Schlaflosigkeit vor dem ersten Arbeitstag, Schmetterlinge im Magen vor einem Date, Herzrasen im Gespräch mit der Chefin. Ängste machen es einem schwerer, Ziele zu erreichen, und sie können einem sogar schöne Momente ruinieren. Je stressiger das Leben, desto größer die Gefahr, dass Ängste zu permanenten Begleitern werden. Dabei ist erwiesen: Wer sich immer mal wieder ein paar Minuten gönnt, um runterzukommen, hält nicht nur die Angst im Schach, sondern arbeitet auch effektiver. Übe dieses Programm zweimal pro Woche, um Anspannung zu reduzieren und zu ruhiger Gelassenheit zu finden.

Das Programm — *Übe die Asanas in Folge und halte jede Position 5 tiefe Atemzüge lang (falls nicht anders angegeben).*

■ Vorbeuge im Stehen mit Nackengriff
Seite 41

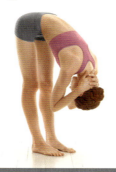

■ Aushängen in der Hocke
Seite 45

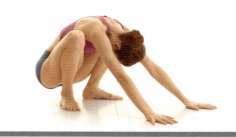

■ Boot mit Drehung
Seite 92

Halte 1 Atemzug lang und wechsle zur anderen Seite. Wiederhol den Wechsel 20 Atemzüge lang.

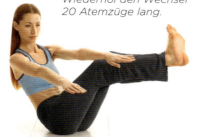

■ Tisch
Seite 142

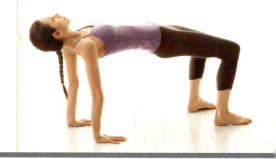

180

Yogi-Weisheiten | EINS MIT DER WELT

DER INDISCHE MYSTIKER Osho lehrt, dass sich ein ängstlicher Mensch von der Welt getrennt fühlt und in dem Glauben lebt, alles hätte sich gegen ihn verschworen. Bäume und Vögel machen sich keine Sorgen, weil ihnen diese Fähigkeit nichts bringt. Uns bringt sie genauso wenig. Sobald wir begriffen haben, dass das Sein uns trägt, wissen wir auch, dass wir entscheidender Bestandteil des Seins sind. Wir erkennen, dass die Welt reich ist. Haben wir das erkannt, wird das Leben zur Feier, und Angst und Sorge entpuppen sich als alberne Zeitverschwendung.

■ Krähe
Seite 108

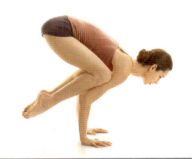

■ Gedrehte Hocke, Arme gebunden
Seite 45

Übe erst zur einen, dann zur anderen Seite.

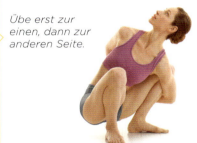

■ Vorbeuge im Sitzen, Beine geöffnet
Seite 88

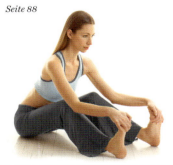

TIPP VON Tara

TAKE IT EASY

Es lohnt sich, im Hinterkopf zu behalten, dass schon ein bisschen Entspannung viel bringt. Beim Yoga wenden wir im besten Fall nur genau so viel Energie für eine Haltung auf, wie wir brauchen. In Kursen sieht man oft Menschen, die sich zu sehr anstrengen und daher die Körperstellung nicht halten können. Mach nicht denselben Fehler! Wenn du bereit bist, dich zu fordern, fokussiert bleibst und deine Übungen mit einer Prise Entspannung ausführst, kommst du deutlich weiter. (Das gilt übrigens nicht nur beim Yoga.)

Gegen depressive Stimmung

Die Forschung interessiert sich sehr dafür, wie Yoga die Stimmung günstig beeinflussen kann. Im Fokus stehen insbesondere Menschen in existenziellen Stresssituationen: Frauen mit Brustkrebs; Menschen, die an Epilepsie leiden; pflegende Angehörige von Demenzpatienten. Eine Studie (veröffentlicht im *Psychiatric Rehabilitation Journal*) untersuchte Psychiatriepatienten mit einer ganzen Reihe von Symptomen, darunter Depressionen. Nach nur einer einzelnen Yogastunde berichteten die Personen, ihre Depressionen hätten sich merklich gebessert.

Natürlich fühlt sich jeder hin und wieder mal niedergeschlagen. Auch wenn du nicht unter so schweren »

Das Programm — Übe die Asanas in Folge und halte jede Position 5 tiefe Atemzüge lang (falls nicht anders angegeben).

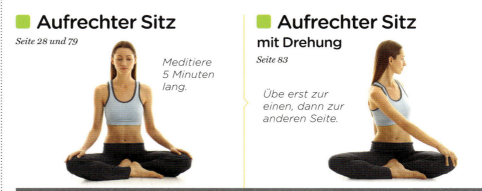

■ Aufrechter Sitz
Seite 28 und 79

Meditiere 5 Minuten lang.

■ Aufrechter Sitz mit Drehung
Seite 83

Übe erst zur einen, dann zur anderen Seite.

■ Aufrechter Stand, Arme nach oben
Seite 38

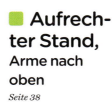

■ Rückbeuge im Stehen
Seite 39

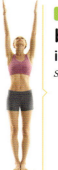

■ Vorbeuge im Stehen mit Wadengriff
Seite 42

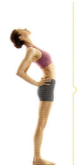

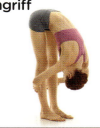

■ Krieger 1 mit Schulterdehnung
Seite 63

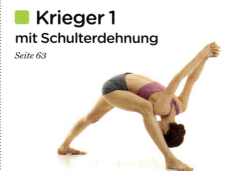

■ Herabschauender Hund
Seite 46

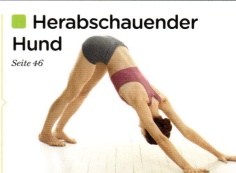

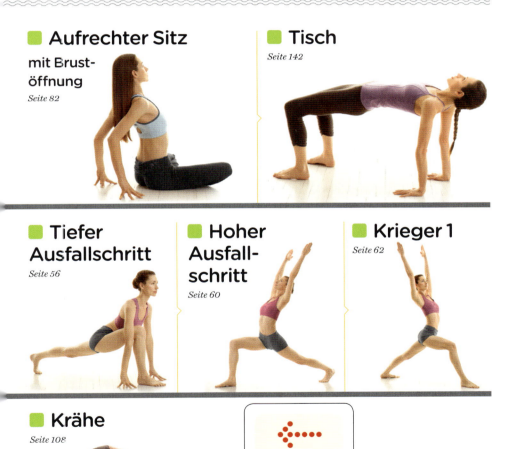

Aufrechter Sitz
mit Brustöffnung
Seite 82

Tisch
Seite 142

Tiefer Ausfallschritt
Seite 56

Hoher Ausfallschritt
Seite 60

Krieger 1
Seite 62

Krähe
Seite 108

Wiederhol die Folge ab dem tiefen Ausfallschritt zur anderen Seite.

›› Depressionen leidest wie die Menschen, mit denen sich die meisten Studien befassen, kann es dir passieren, dass sich in deinem Leben plötzlich eine Schwermut breitmacht, die du scheinbar nicht unter Kontrolle hast. Yoga und Meditation können dann nicht nur entstressen, sondern erhöhen erwiesenermaßen auch den Endorphinspiegel, sodass du dich leichter, positiver und gelassener fühlst. Auch wenn dir in düsteren Phasen nach nichts weniger ist als nach Bewegung, hilft dir vielleicht das Wissen, dass es dir nach ein paar Übungsfolgen besser geht und du zu deiner Mitte zurückfindest. Übe dieses Programm zweimal pro Woche, um trübe Stimmung zu verscheuchen.

Besserer Schlaf

Hattest du schon mal Schlafprobleme? Kannst du nicht einschlafen, obwohl du hundemüde bist? Fahren nachts deine Gedanken Karussell? Bekommst du am Abend plötzliche Energieschübe, obwohl du eigentlich nur ins Bett willst? Falls ja, dann kann ich dir das nachfühlen! Und wir sind nicht allein: Laut Umfragen leiden fast 80 Prozent der Deutschen mindestens einmal pro Woche an Schlafstörungen. Aber es gibt auch eine gute Nachricht: Yoga hilft. Für eine Studie (veröffentlicht 2009 im *International Medical Journal of Experimental and Clinical Research*) übten Patienten mit Schlafproblemen zweimal täglich Yoga und Meditation. Danach konnten sie tatsächlich besser »

Das Programm *Übe diese Folge im Bett und halte alle Asanas je 5 tiefe Atemzüge lang (falls nicht anders angegeben).*

Aufrechter Sitz
Seite 79

Setz dich entweder im Schneidersitz oder mit ausgestreckten Beinen hin, wie es bequemer für dich ist. Lehne dich gegen die Kissen oder das Betthaupt. Schließ die Augen, leg die Hände auf die Oberschenkel und tue ein paar Minuten lang nichts, außer zu atmen. Du musst nicht ernsthaft meditieren – atme einfach.

Vorbeuge im Sitzen
Seite 84

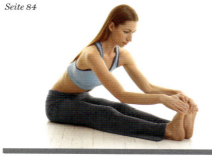

Vorbeuge im Sitzen, runder Rücken
Seite 86

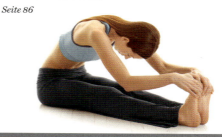

Halbes Glückliches Baby
Seite 129

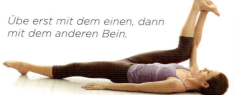

Übe erst mit dem einen, dann mit dem anderen Bein.

Krokodil
Seite 135

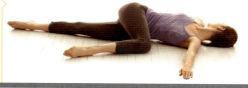

Dreh dich erst zur einen, dann zur anderen Seite.

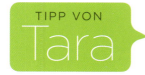
TIPP VON Tara

SCHLAFGEHEIMNISSE

Schalte Computer und Fernseher rechtzeitig vor dem Ins-Bett-Gehen aus, denn die Mattscheibe kann das Gehirn überstimulieren und zur inneren Unruhe beitragen. Gewöhne dir ein Abendritual an: Routine hilft Körper und Geist, sich aufs Schlafen einzustellen. Du könntest beispielsweise in deinen Lieblingspyjama schlüpfen oder dich für eine festgelegte Zeitspanne in dein Lieblingsbuch versenken. Beende das Ritual mit einer Yogaeinheit – und dann schlaf gut!

» schlafen. Indische Wissenschaftler verschrieben 2005 Testpersonen ein Yogaprogramm. Nach sechs Monaten berichteten die Patienten, sie schliefen schneller ein, könnten länger schlafen und fühlten sich danach erholter.

Ich hatte selbst früher Einschlafschwierigkeiten, und hin und wieder passiert das immer noch, wenn ich nicht genügend Yoga gemacht habe. Regelmäßiges Yoga bietet ein Ventil für überschüssige Energie und löst Anspannung in Körper und Geist. Um einschlafen zu können, wenn es so weit ist, übe dieses Programm dreimal pro Woche, entweder auf der Matte oder im Bett.

■ Aufrechter Sitz
mit Drehung
Seite 83

Übe erst zur einen, dann zur anderen Seite.

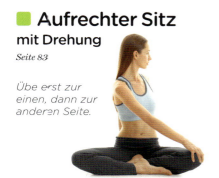

■ Vorbeuge
im Schneidersitz
Seite 89

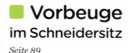
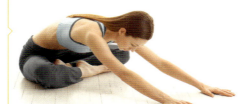

■ Knie zur Brust
Seite 134

Übe erst mit dem einen, dann mit dem anderen Bein.

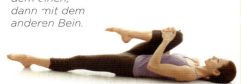

■ Beindehnung
Seite 135

Streck erst ein Bein aus, dann das andere. So löst du vor dem Schlafen Anspannung.

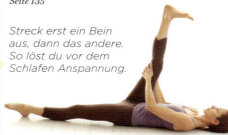

■ Liegendes V mit Drehung
Seite 128

Dreh dich erst zur einen, dann zur anderen Seite.

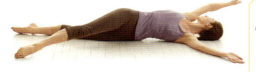

■ Totenstellung
Seite 136

Atme tief in den Bauch, um Anspannungen zu lösen. Kehre zur normalen Atmung zurück und genieß die Entspannung im ganzen Körper.

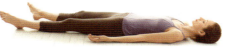

Besseres Gedächtnis

Wünschtest du dir nicht auch manchmal eine Suchmaschine für den eigenen Kopf? Falls du auch permanent im Gedächtnis nach Telefonnummern oder Passwörtern kramen musst, versuch es mal mit regelmäßigem Yoga: Das kann zu besseren Gedächtnisleistungen beitragen, indem es das Nervensystem beruhigt und die Konzentration verbessert. Einer Studie zufolge, die 2009 in der Zeitschrift *BioPsychoSocial Medicine* erschien, unterstützte die Kombination von Yoga und Meditation die Fähigkeit von Probanden, in einem Gedächtnistest Informationen abzurufen. Um dir Dinge leichter merken zu können, solltest du vor allem am Kopfstand arbeiten. »

Wenn du diese Folge zwei Wochen lang jeden Tag zusätzlich zu deinem normalen Yogatraining absolvierst, wirst du den Kopfstand bald meistern. Übe nur bis zu dem Punkt, mit dem du Schwierigkeiten hast. Es kann durchaus sein, dass du in der ersten Woche nur bis zum ersten kommst – das ist völlig okay. Der Kopfstand wird leicht, wenn du die Übungen davor beherrschst und dadurch Kraft aufbaust und den Gleichgewichtssinn schulst. Wenn du versuchst, schneller vorzugehen, bescherst du dir Frusterlebnisse. Beim Yoga geht es auch darum, da zu sein, wo du gerade bist. Mit Geduld, Fokus und Entschlossenheit kommst du dann auch dorthin, wo du hinwillst.

Das Programm

Halte jede Stellung in dieser Folge möglichst 5 tiefe Atemzüge lang.

Der Weg zum Kopfstand

Oft wird der Kopfstand als König der Yogahaltungen bezeichnet, denn er wirkt positiv auf Hormone, Kreislauf, Lymph- und Nervensystem, Atemwege, Verdauung, Knochen und Muskeln. Außerdem sorgt er dafür, dass du dich voller Energie fühlst und einen klaren Kopf bekommst.

◼ Vorbereitung Kopfstand, Ferse zum Po
Seite 114

Übe erst mit dem einen, dann mit dem anderen Bein.

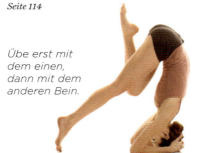

◼ Vorbereitung Kopfstand, beide Fersen zum Po
Seite 115

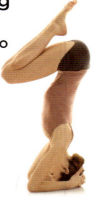

186

◼ Gedächtnis-Meditation

NACH EINER ANSTRENGENDEN TRAININGS-EINHEIT tut es gut, eine Weile einfach still zu sitzen. Versuch dabei einmal diese Meditation, die dein Gedächtnis unterstützt:

Setz dich im Schneidersitz auf einen Block. Die Knie fallen zu den Seiten, die Hände liegen auf den Oberschenkeln. Schließ die Augen und konzentrier dich auf deinen Atem. Falls dir ein Gedanke durch den Kopf geht, lass ihn gehen, ohne dich näher mit ihm zu beschäftigen, und kehre zu deinem Atem zurück. Atme durch die Nase ein, während du bis vier zählst. Halte den Atem vier Zählzeiten lang, lass ihn vier Zählzeiten durch die Nase ausströmen und warte vier Zählzeiten, bevor du wieder einatmest. Wiederhol diese Atemfolge 10-mal (2 Minuten lang). Kehre dann zur normalen Atmung zurück. Bleib mit deiner Aufmerksamkeit weitere 2 Minuten bei deinem Atmen. Öffne langsam die Augen.

>> Die folgende Sequenz verbessert die Durchblutung der Hirnzellen und unterstützt so klares Denken. Keine Angst, auch wenn du das letzte Mal im Alter von fünf Jahren einen Kopfstand versucht hast: Ich führe dich Schritt für Schritt hin. Beim Yoga geht es nicht darum, eine einzige Position zu meistern. Wenn du die ganze Folge konzentriert und gelassen angehst, bringt dir das viel mehr, als wenn du nachher bloß den Kopfstand kannst. Als Kopfstand-Neuling suchst du dir am besten einen Lehrer, der dich durch die einzelnen Schritte leitet. Du kannst außerdem eine Wand als Stütze verwenden.

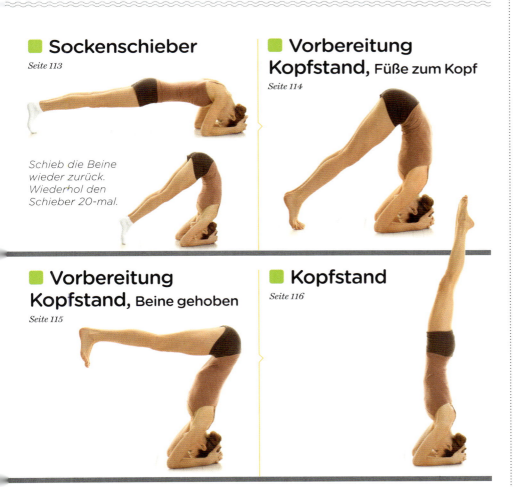

◼ Sockenschieber
Seite 113

Schieb die Beine wieder zurück. Wiederhol den Schieber 20-mal.

◼ Vorbereitung Kopfstand, Füße zum Kopf
Seite 114

◼ Vorbereitung Kopfstand, Beine gehoben
Seite 115

◼ Kopfstand
Seite 116

Entspannung

Körper und Geist brauchen regelmäßig Entspannungsphasen, um nach einem anstrengenden Tag runterzukommen. Aber passiert es dir auch, dass du ausgerechnet dann, wenn du dich eigentlich entspannen willst, plötzlich anfängst, Wäsche zu falten? Das Problem ist Rastlosigkeit: Wenn du dich tagsüber nicht genug bewegt hast, reagiert das Gehirn mit innerer Unruhe, um den Körper zur Bewegung zu animieren. Und genau das trägt manchmal dazu bei, dass Entspannung vollkommen unmöglich wird. Übe dieses Programm dreimal pro Woche: So forderst du Körper und Geist und ermöglichst dadurch nachher die dringend benötigte Entspannung.

Das Programm — Übe die Asanas in Folge und halte jede Position 5 Atemzüge lang.

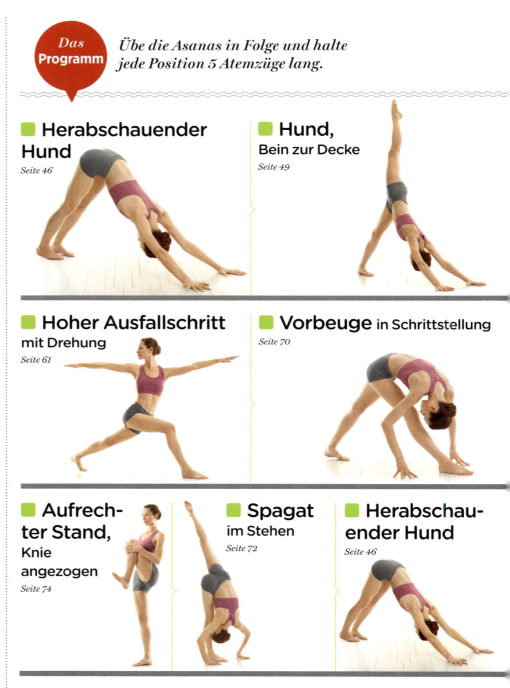

Herabschauender Hund
Seite 46

Hund, Bein zur Decke
Seite 49

Hoher Ausfallschritt mit Drehung
Seite 61

Vorbeuge in Schrittstellung
Seite 70

Aufrechter Stand, Knie angezogen
Seite 74

Spagat im Stehen
Seite 72

Herabschauender Hund
Seite 46

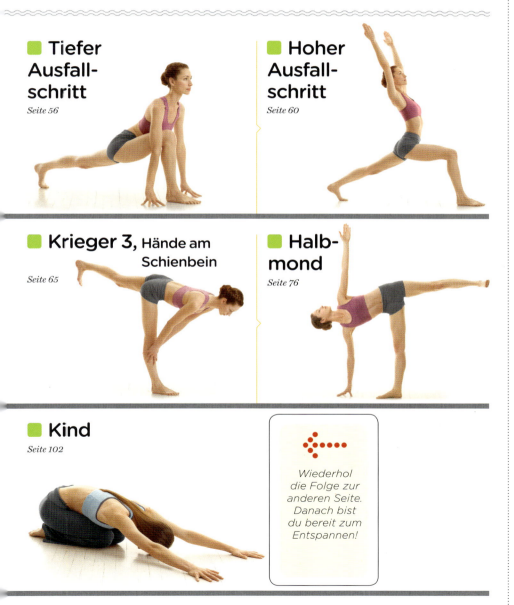

🟩 Tiefer Ausfallschritt
Seite 56

🟩 Hoher Ausfallschritt
Seite 60

🟩 Krieger 3, Hände am Schienbein
Seite 65

🟩 Halbmond
Seite 76

🟩 Kind
Seite 102

Wiederhol die Folge zur anderen Seite. Danach bist du bereit zum Entspannen!

TIPP VON Tara

INNERLICH AUFGERÄUMT

Mach dein Bett. Ja, mir fällt das auch schwer – ich sollte mir den Ratschlag selbst zu Herzen nehmen. Aber ein gemachtes Bett ist ein wichtiger erster Schritt. Wenn wir nämlich von Unordnung umgeben sind – ungespültem Geschirr, Klamotten auf dem Boden, das Bett ungemacht –, trägt das dazu bei, dass auch innerlich Chaos herrscht. Probier eine Woche lang aus, konsequent alles wegzuräumen, was du benutzt hast. Du schaffst dir dadurch eine Umgebung, in der du befreit atmen kannst. Auch das gehört zum Yoga. Was du auf der Matte tust, setzt sich im Rest deines Lebens fort – und umgekehrt.

HILFE DURCH *Yoga*

Namrata Tripathi

DAS PROBLEM: STRESS UND SCHLAFSTÖRUNGEN

„Meine Lieblingshaltung ist das Aushängen in der Hocke (Seite 45), denn es lässt Anspannung einfach verschwinden. Und der Krieger 2 (Seite 63) gibt mir neue Energie."

Als Chefredakteurin hat Namrata (kurz Nami genannt) einen anspruchsvollen Job, und auch in ihrem Privatleben geht es selten ruhig zu. Häufig vergisst die 30-Jährige, sich auch mal ein paar ruhige Minuten zu gönnen.

Sogar der Schlaf kommt bei ihr zu kurz. „Ich schlafe maximal sieben Stunden, meistens aber deutlich weniger. Und bisher habe ich kein Mittel gegen meine Schlaflosigkeit gefunden", sagt sie.

Schon früher hatte Nami überlegt, mit dem Yoga anzufangen, „aber irgendwie habe ich nie das richtige Studio und den richtigen Lehrer gefunden." So gab sie die Idee wieder auf – bis eine Freundin sie irgendwann zu Strala mitschleppte. Seitdem hat sich viel verändert.

„Nach meiner ersten Yogastunde bin ich nach Hause gegangen und habe elf Stunden durchgeschlafen. Irgendwann habe ich mir sogar Sorgen gemacht, ich könnte durch Yoga ins Schlafkoma fallen! So etwas geht bei meinem eng getakteten Terminkalender absolut nicht."

Wenn man mit dem Yoga anfängt, lernt der Körper, was er braucht. In Namis Fall zeigte das sofortige Wirkung: Sie brauchte einfach Schlaf. Was mich darauf bringt, dass ich noch eine Warnung loswerden muss: Die Bedürfnisse des Körpers stimmen nicht immer mit den Wünschen des Kopfes überein! Zum Glück lässt sich durch Yoga beides in Einklang bringen.

„Sobald ich regelmäßiger zum Yoga ging, pendelte sich mein Schlaf bei sieben bis acht Stunden ein, was okay ist", berichtet Nami. „Ich fühle mich jetzt morgens ausgeschlafener und habe mehr Energie als früher."

Außerdem fand Nami heraus, wie sie den Stress in den Griff bekommen kann: Sie geht jetzt direkt vom Büro aus zum Yoga und grenzt so Arbeit und Freizeit stärker voneinander ab. „So kann ich den Reset-Knopf drücken und komme ruhiger und gelassener nach Hause. In meinem Kopf fahren die Gedanken nicht mehr Tag und Nacht Karussell."

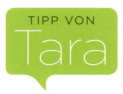

TIPP VON
Tara

YOGA = ZEIT FÜRS ICH

Meistens machen wir uns den Stress selbst: Wir packen den Tag so voll, dass wir noch nicht mal zum Luftholen kommen. Wenn du Yoga machst, schenkst du dir nicht nur die ruhige Stunde auf der Matte – du gewinnst auch den nötigen Abstand, um zu sehen, was du mit deinem Leben anfängst.

KAPITEL 06

Sexy Yoga

Von der Matte ins Bett mit
Übungen, die sexy machen

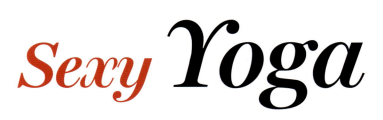

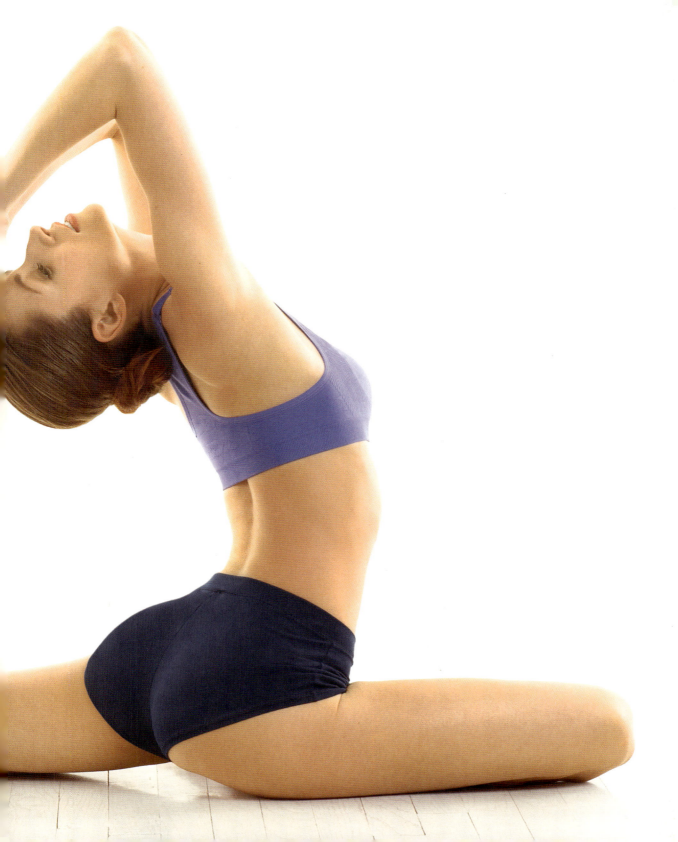

Eins

wirst du sofort feststellen, sobald du dich regelmäßig auf die Matte begibst: Yoga bringt dich in direkten Kontakt mit deinem Atem, deinem Körper und deinem Geist. Das hat Folgen, nämlich ein gesteigertes Bewusstsein für das, was du fühlst – sowohl körperlich als auch emotional. Wenn man mit Leuten spricht, die regelmäßig Yoga machen, können sie einem in der Regel in allen Details erklären, was in ihrem Körper vorgeht. Auch wenn man das bei anderen nicht unbedingt immer wissen möchte – es bei sich selbst wahrzunehmen, kann nicht schaden. Nicht zuletzt deswegen, weil es das Sexleben deutlich verbessern kann.

In einem Experiment, das an der University of Texas, Austin, durchgeführt wurde, ging es um Frauen, die ein negatives Körperbild von sich hatten. Sie sollten sich nackt im Spiegel betrachten, um sich ihres Körpers bewusst zu werden. Gleichzeitig setzten sie sich Elektroden auf die Haut, mit denen ihre

Erregung gemessen werden konnte. Danach wurden sie gebeten, sich ein erotisches Hörbuch anzuhören. Die Vergleichsgruppe hörte nur das Hörbuch an, ohne sich im Spiegel zu betrachten. Bei der ersten Gruppe wurde ein höheres Maß an Erregung beobachtet. Die Wissenschaftler schlossen daraus, dass erotische Signale umso intensiver empfunden werden, je stärker das eigene Körperbewusstsein ist.

Um davon zu profitieren, musst du dich keineswegs nackt vor den Spiegel stellen. Du brauchst nur Yoga zu einem festen Bestandteil deines Lebens zu machen. Die Wirkung regelmäßiger Übung beschränkt sich dabei nicht auf ein erhöhtes Körperbewusstsein. Yoga verbessert nämlich – genau wie jede andere körperliche Aktivität auch - die Durchblutung des gesamten Körpers inklusive der erogenen Zonen. Sehr nützlich, sage ich euch!

Yoga lehrt außerdem Achtsamkeit, also diesen friedvollen, geistig wachen Zustand, in dem wir wohlüberlegte und gute Entscheidungen treffen. Wie Yoga auf den Körper wirkt, ist ja schon wunderbar genug – aber Achtsamkeit ist womöglich die größte Gabe regelmäßiger Yogapraxis. Denn Achtsamkeit wirkt sich auf unser gesamtes Leben aus: Sie hilft uns dabei, das Richtige in den richtigen Mengen zu essen, und sie lässt uns in Beziehungsfragen einen klaren Kopf bewahren. Wir treffen Entscheidungen bewusster, und das wiederum gibt uns Selbstvertrauen.

Psychologen nutzen Achtsamkeitstechniken schon seit Jahren zur Behandlung von psychischen Leiden. Inzwischen erkennen auch Sextherapeuten, wie positiv sie sich bei Störungen der sexuellen Erregung auswirken. Für eine Studie, die 2008 im *Journal of Sexual Medicine* veröffentlicht wurde, nahmen weibliche Testpersonen an drei Achtsamkeitsseminaren teil. Vor- und hinterher sahen sie einen Erotikfilm an. Nach dem Seminar löste der Film bei ihnen deutlich größere Erregung aus als vorher.

Sexuelle Blockaden sowie Probleme mit Intimität und Lust haben ihre Ursache häufig außerhalb des sexuellen Bereichs: Sie hängen mit falschen Lebenseinstellungen und ungesunden Gewohnheiten zusammen. Yoga hilft uns dabei, instinktiv zu erfassen, was uns guttut. Je wohler wir uns fühlen, desto mehr Sexappeal haben wir. Je stärker uns dieser Sexappeal bewusst wird, desto offener gehen wir mit unserer Sinnlichkeit um, und Sinnlichkeit wiederum erhöht das Wohlbefinden. Ein echter Kreislauf der Lust. Genieße ihn nach Kräften!

Lust und Erregung

Obwohl niemand genaue Zahlen kennt, geht man davon aus, dass bei uns jede vierte bis jede dritte Frau Schwierigkeiten hat, beim Sex erregt zu werden. In einer Umfrage (veröffentlicht in *Archives of Internal Medicine*) gab ein Drittel der befragten Frauen an, im vergangenen Monat nur wenig sexuelle Lust verspürt zu haben. Das sind Millionen Menschen – ist das nicht im wahrsten Sinne des Wortes frustrierend?

Allerdings leider auch nicht allzu überraschend. Auf den ersten Blick haben es Männer deutlich leichter: Sie werden angetörnt, das Gehirn schaltet sich ab, und sie haben ihren Spaß. Bei den meisten Frauen sieht das deutlich komplizierter aus: Um auch nur das geringste bisschen Erregung spüren zu können, muss der Kopf mit von der Partie sein. Eine Studie der Northwestern University ergab 2003, dass Frauen keine Lust empfinden, wenn sie nicht in Stimmung sind – selbst wenn bei ihnen physische Erregung messbar ist. Genau das, nämlich in Stimmung zu kommen, wird aber oft durch Stress und Sorgen erschwert. Wer fühlt sich schon sexy, wenn im Kopf die To-do-Liste herumspukt? Yoga hilft dir dabei, mit deinen Gefühlen im Hier und Jetzt zu bleiben, sodass Erregung eine Chance hat. Dieses Programm reduziert körperliche und geistige Anspannung und schafft Raum für Sinnlichkeit. Übe am besten zweimal pro Woche.

Das Programm

Übe die Asanas in Folge und halte jede Position 5 tiefe Atemzüge lang (falls nicht anders angegeben).

■ Heraufschauender Hund
Seite 141

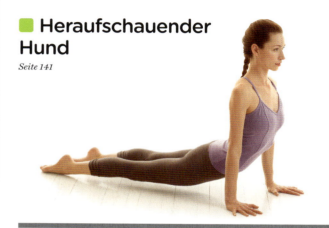

■ Schulterbrücke mit Block
Seite 145

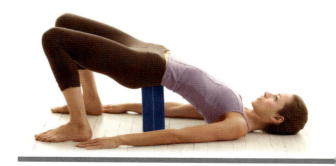

196

🟩 Bogen

Seite 141

Halte die Position 10 tiefe Atemzüge lang. Senk dann Arme und Beine, dreh den Kopf nach links und bleib 5 tiefe Atemzüge in der Bauchlage. Wiederhol die Übung.

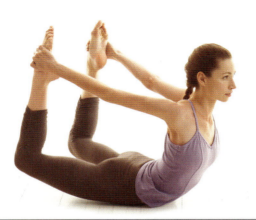

🟩 Aufrechter Sitz mit Drehung

Seite 83

Dreh dich erst zur einen, dann zur anderen Seite.

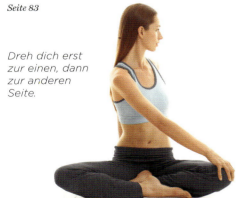

TIPP VON Tara

SCHLUSS MIT DER SPANNUNG

Oft ist uns gar nicht bewusst, wie viel Anspannung und Stress wir mit uns herumtragen. Ein paar einfache Übungen öffnen Brust, Becken und Rücken. Allein das bringt schon eine Menge!

Partnerverbindung stärken

Manchmal kommt man sich beim Yoga vor, als wäre man allein auf der Welt. Selbst wenn man einen Kurs macht, hat man schließlich die Hälfte der Zeit die Augen geschlossen! Daher macht es gelegentlich Spaß, auch mal mit dem Partner oder mit der Partnerin zusammen zu üben. Besonders wenn dir Yoga wichtig ist, gibst du einem dir nahestehenden Menschen einen Einblick in entscheidende Bereiche deines Lebens. Das kann dazu beitragen, dass ihr euch näherkommt. Indem ihr euch gegenseitig bei den Haltungen unterstützt, baut ihr Vertrauen auf und verbessert eure Kommunikation. Und irgendwie hat gemeinsames Yoga sogar etwas von Vorspiel: ihr atmet, schwitzt und »

Das Programm: Übt die Asanas in Folge und haltet jede Position 5 tiefe Atemzüge lang (falls nicht anders angegeben).

Aufrechter Sitz
mit Partner
Seite 146

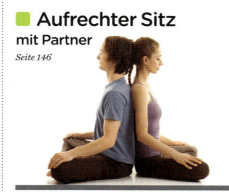

Schmetterling
mit Partner
Seite 148

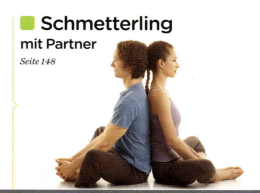

Grätsche mit Partner
Seite 150

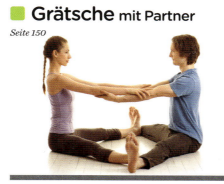

Vorbeuge
mit Rückenpresse
Seite 151

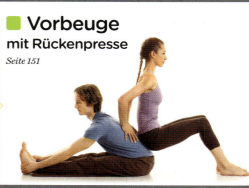

Totenstellung
mit Partner
Seite 152

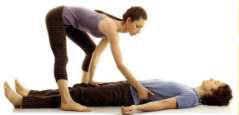

Totenstellung
mit Nackenmassage
Seite 153

Haltet die Position ein paar tiefe Atemzüge lang.

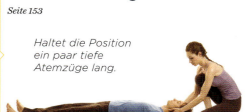

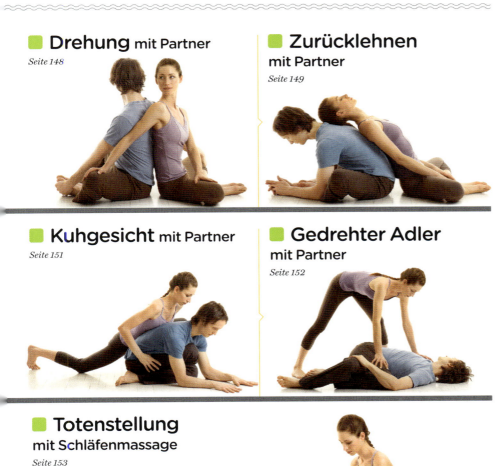

Drehung mit Partner
Seite 148

Zurücklehnen mit Partner
Seite 149

Kuhgesicht mit Partner
Seite 151

Gedrehter Adler mit Partner
Seite 152

Totenstellung mit Schläfenmassage
Seite 153

Wiederholt die Übung 5-mal.

» bewegt euch miteinander. Übt diese Folge einmal pro Woche gemeinsam, um in Kontakt mit euch selbst und dem Partner oder der Partnerin zu kommen. Und denkt daran, immer auch die Rollen zu tauschen, damit ihr beide von den einzelnen Asanas profitiert! Ihr reduziert durch dieses Programm Stress, kommuniziert leichter und könnt euch besser in den anderen einfühlen – und all das fördert die Intimität eurer Beziehung. Ach ja: Seid nicht überrascht, wenn ihr nach Abschluss des Programms geradewegs in euer Schlafzimmer verschwindet!

Orgasmus

Atmen und im Moment leben – allein diese Yogaeffekte sind ja schon großartig. Aber es kommt noch etwas hinzu: Durch regelmäßiges Yoga legst du den Grundstein für befriedigendere Orgasmen. Kürzlich wurden die Auswirkungen von Yoga auf die Sexualität von Frauen untersucht (veröffentlicht im *Journal of Sexual Medicine*), insbesondere auf Lustempfinden, Erregung, Feuchtwerden der Scheide, Orgasmus und Befriedigung. Bei den Probandinnen unter 45 verbesserte sich nach einem zwölfwöchigen Yogaprogramm vor allem die Intensität der Orgasmen. Den genauen Grund dafür konnten die Wissenschaftler zwar nicht feststellen, aber sie vermuten eine Reihe von Faktoren, darunter den verbesserten Muskeltonus im Beckenboden und den Stressabbau.

Egal, ob du leicht zum Orgasmus kommst oder damit Probleme hast: Durch regelmäßiges Yoga befreist du Körper und Geist von überschüssiger Anspannung und ebnest den Weg zu lustvollen Höhepunkten. Übe diese Folge zweimal pro Woche, um die Anspannung im Beckenbereich, im Po, im unteren Rücken und im Kopf zu lösen. Sie hilft dir außerdem, dich auf das Hier und Jetzt zu konzentrieren und dadurch den Orgasmus intensiver zu spüren.

Das Programm

Übe die Asanas in Folge und halte jede Position 5 tiefe Atemzüge lang (falls nicht anders angegeben).

▪ Kuhgesicht
Seite 98

▪ Doppelte Taube
Seite 98

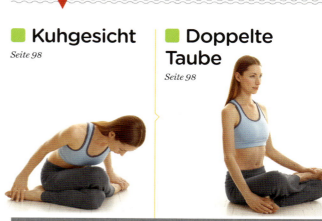

▪ Spagat mit Block
Seite 100

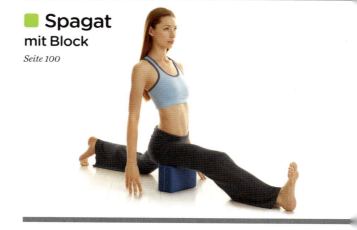

■ Vorbereitung Kompass
Seite 99

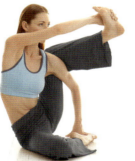

■ Kompass
Seite 99

Führe den Kompass nur aus, wenn du die Vorbereitungshaltung entspannt beherrschst und weitergehen willst.

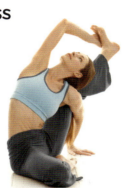

■ Gebundener Winkel
im Liegen
Seite 131

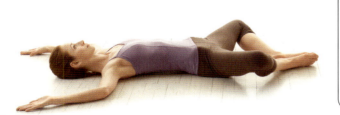

Wiederhol die gesamte Folge zur anderen Seite.

TIPP VON
Tara

DAS BECKEN LÜGT NICHT

Sexuelle und emotionale Anspannung macht sich oft besonders im Becken bemerkbar. Daher passiert es manchmal, dass beim Üben solcher hüftöffnender Haltungen wie denen auf dieser Seite starke Gefühle hochkommen. Bleib dann einfach im Moment und akzeptiere, was in deinem Körper und deinem Kopf gerade vor sich geht. Das hilft dir im Endeffekt sowohl auf der Matte als auch im Bett.

HILFE DURCH *Yoga*

Liezl Panlilio

DAS PROBLEM: EIN LUSTLOSES SEXLEBEN

„Meine Empfehlung: die Taube (Seite 100). Gerade im Becken macht sich oft Anspannung bemerkbar. Nachdem ich ein paar tiefe, lange Atemzüge in der Taube verbracht habe, fühle ich mich entspannt, offen und sexy."

Liezl heiratete im Jahr 2000. In der ersten Zeit genossen sie und ihr Mann das Zusammensein und hatten auch im Bett viel Spaß.

Doch mit der Geburt ihrer Tochter änderte sich das. „Nachdem Yssa da war, fühlte ich mich in meinem Körper nicht mehr richtig wohl, und meine Lust ging meistens gegen null", berichtet die 38-Jährige. Als Liezl 2008 den ersten Yogakurs bei Strala anfing, ging es ihr eigentlich gar nicht darum, den Sex wiederzubeleben. Sie wollte Yoga einfach ausprobieren, nachdem sie so viel davon gehört hatte, wie positiv es sich auf Körper und Geist auswirkt. Sie spürte die Faszination gleich von der ersten Stunde an. „Ich fühlte mich frisch und offen, vollkommen anders als bei allen anderen Sportarten, die ich je probiert hatte", sagt sie. Und sie blieb dabei.

Schon nach den ersten zwei Monaten bemerkte Liezl etwas Unerwartetes: Sie empfand sich selbst wieder als sexy. „Ich fühlte mich in meinem Körper einfach wohler." Während sie lernte, die Asanas zu halten und kontrolliert zu atmen, machte ihr Körper eine erstaunliche Verwandlung durch. Liezls Unsicherheit schwand, und Selbstsicherheit trat an ihre Stelle. „Ich finde meinen Körper jetzt wunderbar. Und was hinzukommt: Ich werde leichter erregt und fühle mich deutlich entspannter."

Außerdem entdeckte sie ihren Spaß daran, im Bett mit neuen Stellungen zu experimentieren. „Dabei ist es natürlich nützlich, dass ich viel beweglicher geworden bin", gibt Liezl zu. Yoga hat sie außerdem gelehrt, sich nicht so leicht ablenken zu lassen. Dieser neu gewonnene Fokus hat dazu beigetragen, dass sie Sex entspannter genießen kann.

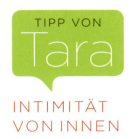

TIPP VON
Tara

INTIMITÄT VON INNEN

Wenn du den Atem anhältst, spannst du Körper und Geist an, was dich aus dem Hier und Jetzt herauskatapultiert – sowohl im Alltag als auch beim Sex. Probiere das nächste Mal im Bett aus, deine Aufmerksamkeit zurück auf den Atem zu lenken. Dadurch kehrst du wieder in den Moment zurück, und das ist der beste Weg zu einem wahren Feuerwerk der Lust! Glaub mir: Es funktioniert.

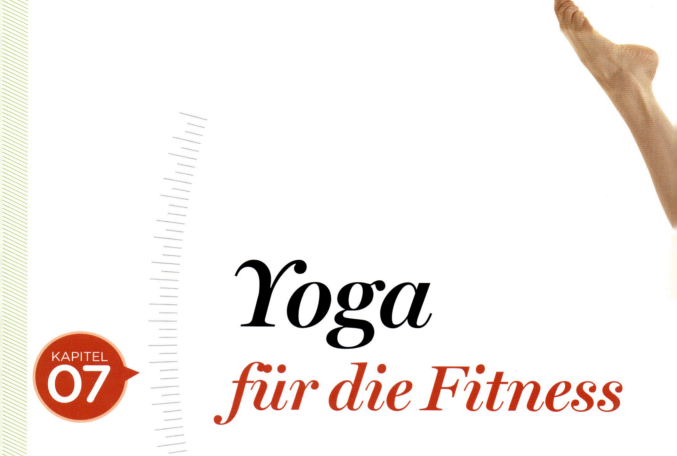

KAPITEL 07

Yoga
für die Fitness

Weniger Fett, mehr Muskeln – hier kommt der sexy Yoga-Body!

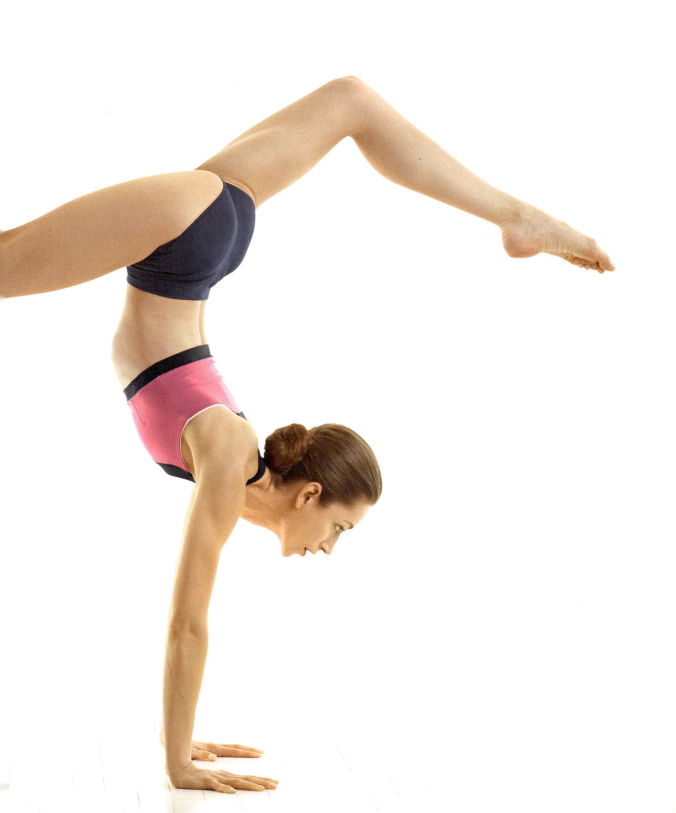

Für

echtes Wohlbefinden ist zweierlei nötig: ein gesunder, fitter Körper und ein gesunder, fitter Geist. Yoga hilft dir dabei, beides zu erreichen, und zwar egal, ob Sport ohnehin dein liebstes Hobby ist oder ob du nur die Einkäufe nach Hause schleppen willst, ohne dir dabei den Rücken zu verrenken. Yoga...

- sorgt für besseres Gleichgewicht, sodass deine Bewegungen effizienter werden;
- erhöht die Beweglichkeit, sodass du weniger anfällig wirst für Verletzungen aller Art;
- verbessert deine Ausdauer, sodass du endlich für den 5-Kilometer-Lauf trainieren – oder einfach den Alltag besser überstehen kannst;
- baut Kraft auf, sorgt für einen verbesserten Muskeltonus und ein schlankeres Erscheinungsbild.

All das nützt dir natürlich auch für jede andere körperliche Tätigkeit. Du vermeidest Verletzungen und, wenn doch einmal etwas passiert ist, erholst du dich schneller.

Für eine Studie (veröffentlicht im *Journal of Strength and Conditioning Research*) wurden gesunde junge Erwachsene in zwei Gruppen eingeteilt. Die erste absolvierte ein achtwöchiges Yogaprogramm, die zweite nicht. Am Ende des Zeitraums hatte nur die Gruppe der Yogis Kraft, Ausdauer und ein verbessertes Gleichgewichtsempfinden aufgebaut.

2010 wurde an der City University of New York eine Untersuchung durchgeführt, bei der es um die Auswirkungen von Yoga auf die sogenannte Functional Fitness ging, also um die Fitness des gesamten Körpers, die für Alltagsaktivitäten erforderlich ist. Dafür wurden bei der Feuerwehr sechs Wochen lang Yogakurse durchgeführt, und die 108 Probanden wurden vorher und nachher auf Körperstabilität und -flexibilität getestet. Tatsächlich verbesserten sich die Ergebnisse nach dem Yogakurs drastisch, und mehr als die Hälfte der Probanden erklärte, sie hätten den positiven Effekt auch im Beruf gespürt. Hoffen wir, dass wir niemals etwas so körperlich Anstrengendes bewältigen müssen wie Brände zu löschen! Aber profitieren kannst du natürlich von Yoga genauso: ob du nun einen Sprint hinlegst, um den Bus zu erreichen, ob du ständig ein Kleinkind herumschleppst oder im Beruf acht Stunden auf den Beinen bist.

Wenn du allerdings deine Zeiten beim 5-Kilometer-Lauf verbessern möchtest, solltest du dich nicht ausschließlich auf Yoga verlassen. Für eine Studie teilte das American Council on Exercise gesunde Frauen, die im vergangenen halben Jahr weder Sport getrieben noch Yoga gemacht hatten, in zwei Gruppen ein. Eine Gruppe absolvierte acht Wochen lang dreimal wöchentlich leichte Yogaübungen, die andere Gruppe machte nichts. Ja, das Yoga verbesserte Kraft, Beweglichkeit, Ausdauer und Gleichgewichtssinn. Aber es erhöhte weder den Maximalpuls noch den VO_2 max-Wert (also die Menge an Sauerstoff, die der Körper während einer Minute intensiver Belastung in Energie umwandeln kann). Gerade die sanfteren Yogastile reichen nicht aus, um den Puls ähnlich in Schwung zu bringen wie beim Laufen oder Radfahren. Allerdings arbeitet dein Körper effizienter, wenn du zusätzlich zu solchen Sportarten auch noch Yoga machst. Sportler, die für eine Studie regelmäßig Pranayama, also die kontrollierte Yogaatmung, übten, konnten sich nachher höhere Leistungen abverlangen und verbrauchten dabei weniger Sauerstoff.

Die folgenden Yogaprogramme konzentrieren sich auf die vier Säulen der Fitness: Gleichgewichtssinn, Beweglichkeit, Ausdauer und Kraft. Wenn du sie regelmäßig absolvierst, wirst du mit mehr Energie, besserer Fitness und einem schlanken, muskulösen Körper belohnt.

Gleichgewichtssinn

Asanas, die Balance erfordern, helfen dabei, den Fokus nicht zu verlieren. Sie verbessern außerdem Schnelligkeit und Körperbeherrschung. Um davon zu profitieren, musst du kein Profisportler sein: Es reicht, wenn du manchmal das Gefühl hast, in deinem Alltag Hochseilakte zu vollführen. Durch einen verbesserten Gleichgewichtssinn lernt dein Körper, als Ganzes zu agieren. So baust du gleichmäßig Muskulatur auf und vermeidest Verletzungen. Und wer körperlich in Balance ist, hat beste Voraussetzungen, sich auch geistig in Balance zu fühlen. Übe dieses Programm am besten zweimal pro Woche.

Das Programm — Übe die Asanas in Folge und halte jede Position 5 tiefe Atemzüge lang (falls nicht anders angegeben).

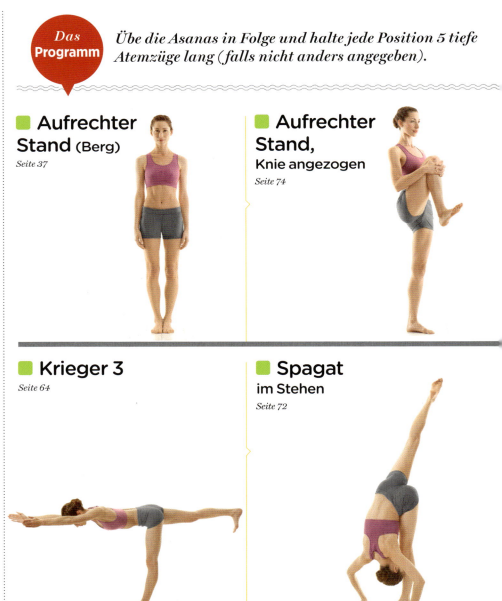

Aufrechter Stand (Berg)
Seite 37

Aufrechter Stand, Knie angezogen
Seite 74

Krieger 3
Seite 64

Spagat im Stehen
Seite 72

Baum
Seite 72

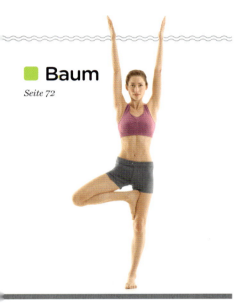

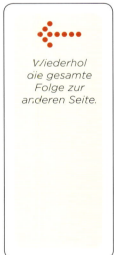

Wiederhol die gesamte Folge zur anderen Seite.

TIPP VON Tara

BLEIB DABEI

Viele Trainer und Coaches bauen Yoga in ihre Trainingspläne mit ein, und zwar deshalb, weil es Verletzungen vorbeugt, Beschwerden heilt und auch Muskelkater lindert. Eine Studie im Journal of Strength and Conditioning Research *bestätigte das: Unter den Befragten litten die Frauen, die Yoga machten, tatsächlich nach dem Sport weniger unter Muskelkater. Weil Yoga darüber hinaus die Gelenke stabilisiert, indem es die stützende Muskulatur aufbaut, wird es immer häufiger auch als Therapiemethode bei Sportverletzungen, nach Operationen und bei chronischen Schmerzen angewendet. Dazu werden bestimmte Haltungen verwendet, die von einem Physiotherapeuten angeleitet werden. Inzwischen häufen sich sogar die Belege dafür, dass Yoga Therapieerfolge bei chronischen Beschwerden wie Karpaltunnelsyndrom, Arthritis und Rückenschmerzen erzielen kann. Wenn es um verstauchte Knöchel geht, hilft es allerdings kaum.*

In meinem Studio arbeite ich viel mit Läufern, und die haben Yoga meist bitter nötig: Das ständige Pflastertreten führt nämlich zu verspannten Po- und Beinmuskeln und Verletzungen. Wenn ich daher, wie so oft, von Läufern höre, dass sie für Yoga keine Zeit haben, kann ich nur sagen: Das ist keine Entschuldigung! Oft braucht es nur eine Viertelstunde Yoga am Tag, um Körper und Atem wieder in Einklang zu bringen, Verspannungen zu lösen und den Fokus wiederzufinden. Die Vorteile, nämlich weniger Verletzungen und schnellere Heilerfolge, überwiegen diesen geringen Zeitaufwand doch bei Weitem!

Beweglichkeit

Deine Glieder fühlen sich steif an? Dagegen anzukämpfen ist Energieverschwendung. Lockerst du die Muskeln dagegen, kannst du deine Energie viel gezielter zum Kalorienverbrennen einsetzen. Für mehr Beweglichkeit musst du Atem, Zeit und Geduld investieren. Jedes Ausatmen gibt dir die Chance, Anspannung abzugeben. Wenn du die Luft anhältst, staut sich diese Anspannung im Körper, und es kann sogar sein, dass du dir Muskeln zerrst. Außerdem musst du die Asanas einige Zeit halten, denn deine Muskeln brauchen Zeit, um sich daran zu gewöhnen. Übe dieses Programm dreimal pro Woche, aber sei geduldig dabei! Dann wirst du bald Erfolge sehen.

Das Programm — Übe die Asanas in Folge und halte jede Position 10 tiefe Atemzüge lang.

■ Tiefer Ausfallschritt
Seite 56

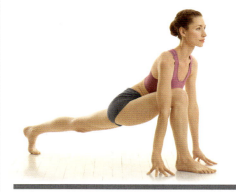

■ Tiefer Ausfallschritt mit Fersensitz
Seite 60

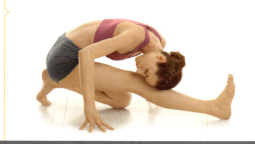

■ Spagat mit zwei Blöcken
Seite 101

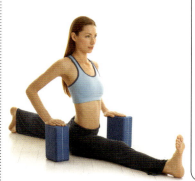

Wiederhol die Asanas bis hierhin zur anderen Seite. Fahre dann fort.

■ Grätsche
Seite 87

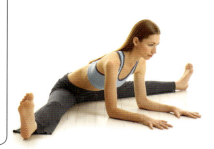

Vorbeuge in Schrittstellung
Seite 70

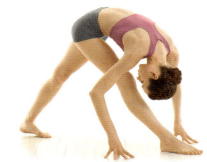

Taube, Rücken aufgerichtet
Seite 100

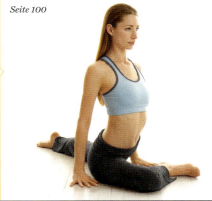

Grätsche mit Drehung
Seite 88

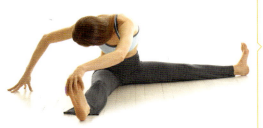

Dreh dich erst zur einen, dann zur anderen Seite. Streck die Arme vor dir aus, leg die Unterarme auf dem Boden ab und beuge den Oberkörper vor.

Vorbeuge im Sitzen
Seite 84

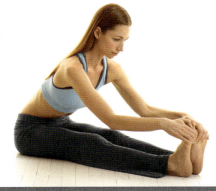

TIPP VON Tara

FLEX APPEAL

Dass sich die Beweglichkeit durch Stretching verbessern lässt, ist ein weitverbreiteter Irrglaube: Allein der Begriff „Stretching" kann schon bewirken, dass sich alles in einem anspannt! Nein, mehr Flexibilität gewinnst du, indem du Anspannungen löst. Beim Yoga lernst du, tief zu atmen und dich dadurch zu lockern. Konzentrier dich daher eher darauf, deine Muskeln durch Atmen zu lockern, als darauf, sie zu dehnen (was erst recht zu Verspannungen und Verletzungen führen kann). Jedes Ausatmen gibt dir die Gelegenheit, Anspannung loszuwerden; jedes Einatmen führt dem Körper Sauerstoff zu.

Ausdauer

Wenn sich Brustkorb und Rücken eng und verkrampft anfühlen, benötigt jeder Atemzug zusätzliche Energie. Wenn sogar der gesamte Körper verspannt ist, wird jede einzelne Bewegung anstrengender. Um allerdings gut durch den Alltag zu kommen und erfolgreich zu sein, brauchst du jedes bisschen Energie, das du kriegen kannst. Die nötige Ausdauer hast du eher, wenn dein gesamter Körper geöffnet ist.

Um fit zu bleiben, ist es wichtig, den Körper ständig zu fordern. Wenn du über lange Zeiträume hinweg immer die gleichen Übungsprogramme absolvierst, gewöhnt sich der Körper daran, und du machst keine Fortschritte mehr. Routine »

Das Programm

Übe die Asanas in Folge und halte jede Position 5 tiefe Atemzüge lang (falls nicht anders angegeben).

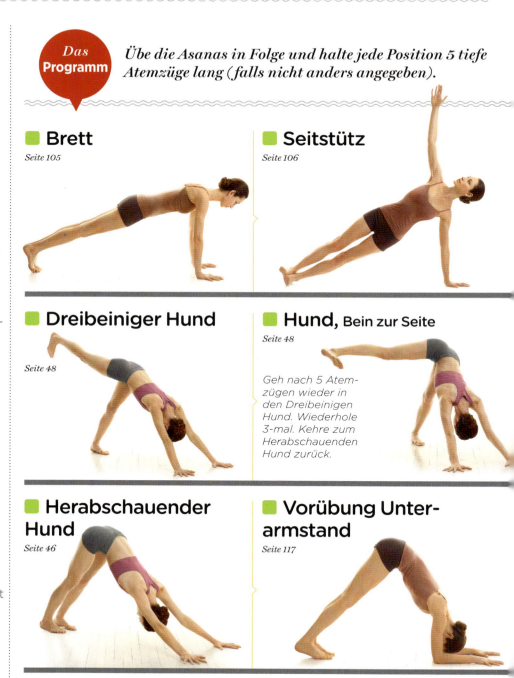

Brett
Seite 105

Seitstütz
Seite 106

Dreibeiniger Hund
Seite 48

Hund, Bein zur Seite
Seite 48

Geh nach 5 Atemzügen wieder in den Dreibeinigen Hund. Wiederhole 3-mal. Kehre zum Herabschauenden Hund zurück.

Herabschauender Hund
Seite 46

Vorübung Unterarmstand
Seite 117

212

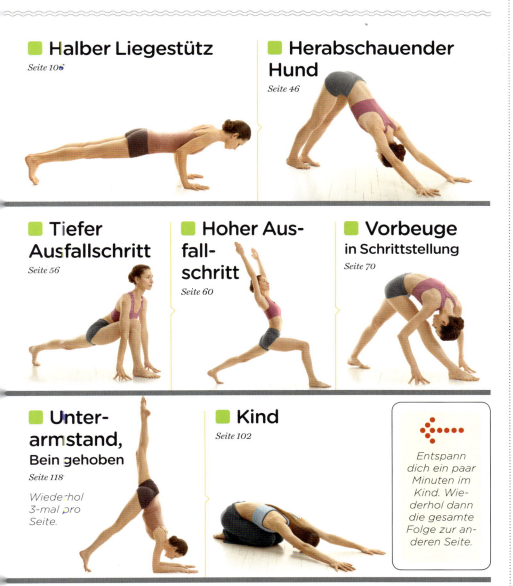

Halber Liegestütz
Seite 106

Herabschauender Hund
Seite 46

Tiefer Ausfallschritt
Seite 56

Hoher Ausfallschritt
Seite 60

Vorbeuge in Schrittstellung
Seite 70

Unterarmstand, Bein gehoben
Seite 118

Wiederhol 3-mal pro Seite.

Kind
Seite 102

Entspann dich ein paar Minuten im Kind. Wiederhol dann die gesamte Folge zur anderen Seite.

» mag der Körper nicht. Du würdest ja auch nicht jeden Tag das Gleiche essen wollen! Fass daher immer mal ein neues Trainingsziel ins Auge und pass deine Yogaprogramme daran an.

Fordere deinen Körper zweimal pro Woche mit diesem Programm, um deine Ausdauer zu erhöhen und zusätzlich Kraft, Durchhaltevermögen und Willenskraft zu stärken.

Kraft

Kraft brauchst du auch, wenn du keinerlei sportliche Ambitionen hast, und zwar ganz einfach im Alltag. Stell dir nur einmal vor, deine schwere Tasche ohne die entsprechenden Armmuskeln im Zug in die Gepäckablage zu wuchten! Und mit „Armmuskeln" meine ich nicht Muskelpakete wie ein Bodybuilder, sondern einfach die nötige Power. Dass die mit einem wohlgeformten „Hey, guck mich an!"-Körper einhergeht, ist einfach ein Bonus.

Um stärker zu werden, ohne das Risiko von Verletzungen einzugehen, musst du vor allem die Balance zwischen Kraft und Flexibilität halten. So kannst du von der vollen Beweglichkeit deiner Muskeln profitieren. Normale Workouts konzentrieren sich in der Regel auf ein paar wenige Muskelgruppen. Yoga dagegen baut gut ausbalancierte Kraft auf, weil der Körper als Ganzes angesprochen wird. Schwächere Muskelgruppen werden dadurch gekräftigt, ohne dass stärkere vernachlässigt werden. Die Folge? Der gesamte Körper bringt mehr Leistung bei weniger Anstrengung.

Körperlich leistungsfähiger zu werden ist natürlich an sich schon großartig. Aber Yoga verhilft dir darüber hinaus auch zu besserer geistiger Performance, weil es dich lehrt, deinen Fokus zu behalten und auch in stressigen Situationen ruhig und gelassen zu bleiben. Übe dieses Programm dreimal pro Woche, um davon am meisten zu profitieren.

Das Programm

Halte die Asanas je 5 tiefe Atemzüge lang (falls nicht anders angegeben).

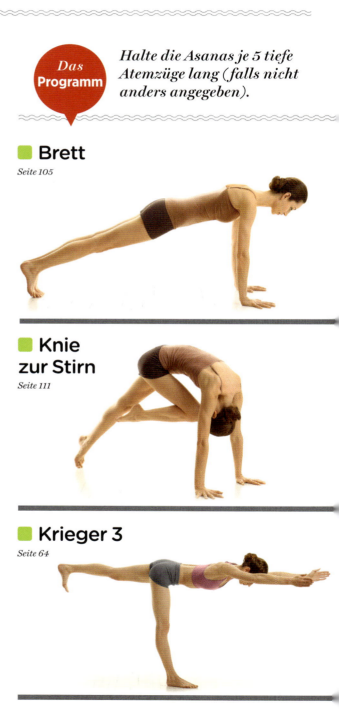

Brett
Seite 105

Knie zur Stirn
Seite 111

Krieger 3
Seite 64

214

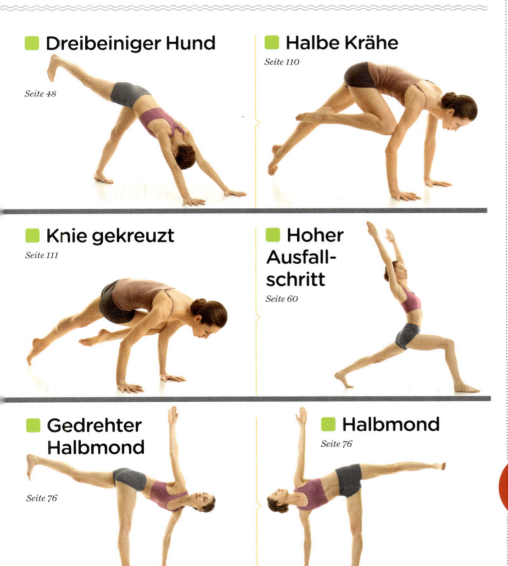

Dreibeiniger Hund
Seite 48

Halbe Krähe
Seite 110

Knie gekreuzt
Seite 111

Hoher Ausfallschritt
Seite 60

Gedrehter Halbmond
Seite 76

Halbmond
Seite 76

Fortsetzung

Kraft (Fortsetzung)

 Das Programm — *Halte die Asanas je 5 tiefe Atemzüge lang.*

🟩 Halbmond, Knie angezogen
Seite 77

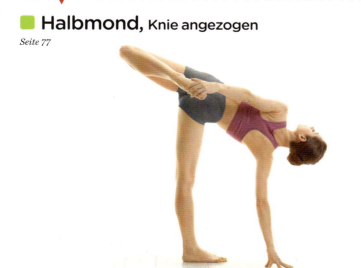

🟩 Aufrechter Stand, Knie angezogen
Seite 74

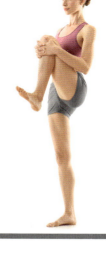

🟩 Herabschauender Hund
Seite 46

🟩 Krähe
Seite 108

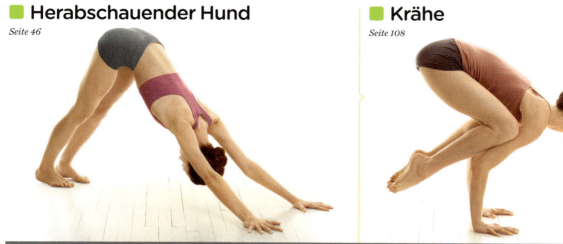

Baum
Seite 72

Spagat
im Stehen
Seite 72

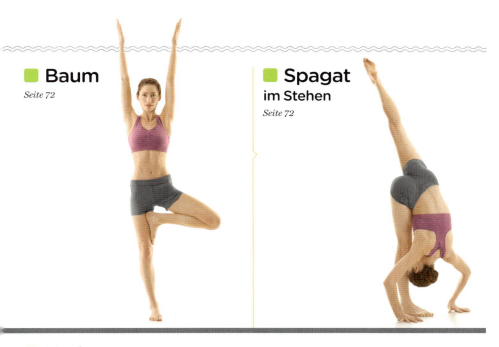

Vorbeuge
im Stehen mit Wadengriff
Seite 42

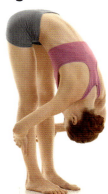

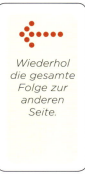

Wiederhol die gesamte Folge zur anderen Seite.

HILFE DURCH *Yoga*

Tiffany West

DAS PROBLEM: SPORTVERLETZUNGEN

„Bleib selbst Herrin deines Trainings. Der Yogalehrer gibt dir zwar Haltungen vor, aber keiner zwingt dich, genau zu tun, was er sagt. Wenn du Verletzungen oder Schmerzen hast, solltest du noch vor der Stunde Bescheid sagen, damit du gegebenenfalls angepasste Übungen bekommst."

Tiffany hat immer schon viel Sport getrieben. So hat die 33-Jährige einen Ehrgeiz und Wettkampfgeist entwickelt, der sie sportlich weit gebracht hat.

Allerdings führte diese innere Einstellung irgendwann dazu, dass sie sich zu viel zumutete. Diverse Verletzungen waren die Folge. „Nach fünf Operationen am Fuß, einem Meniskusriss pro Knie und kürzlich einem Bandscheibenvorfall sind meiner sportlichen Aktivitäten jetzt ziemlich enge Grenzen gesetzt", berichtet Tiffany, die sich am Weltwirtschaftsforum zum Global Leadership Fellow weitergebildet hat.

Aber die erzwungenen Pausen waren für sie schwierig zu verarbeiten. „Ich hatte ständig Angst, meine gesamte Fitness könnte flöten gehen." Vor acht Jahren fing sie daher mit dem Yoga an, um in Form zu bleiben und zukünftig Verletzungen vorzubeugen. Anfangs fiel es ihr schwer, dabei den sportlichen Ehrgeiz loszulassen. „Ich musste mich von bestimmten Wünschen verabschieden, wie zum Beispiel dem, auf jeden Fall den Kopfstand hinzukriegen, koste es, was es wolle", erklärt sie. Aber allmählich schwand ihre Zähne-zusammenbeißen-und-durch-Einstellung. „Yoga hat mir geholfen, mich auf mich selbst statt auf Wettkampfgegner zu konzentrieren. Ich bin jetzt weniger hart zu mir selbst. Wenn sich meine Knie mal steif anfühlen, entlaste ich sie. Wenn mein Lendenwirbelbereich den Pflug mal nicht erlaubt, dann versuche ich es eben mit etwas anderem."

Durch Yoga hat Tiffany ein gesundes Gleichgewicht gefunden. Sie weiß jetzt, wie sie ihren Körper fordern kann, ohne sich dabei zu verletzen. „Meine Verletzungen haben mich dazu gezwungen, meine Einstellungen kritisch zu überdenken. Dabei hat sich mein Lebensmotto verändert, von ‚Siegen um jeden Preis!' zu ‚Genießen und lernen'."

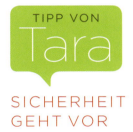

SICHERHEIT GEHT VOR

Wenn du dich verletzt hast, geh zu einem Arzt, bevor du mit dem Yoga anfängst. Bevor du deinen Körper streckst, beugst und forderst, solltest du dir sicher sein, dass es deine Beschwerden nicht noch verschlimmert.

KAPITEL 08

Yoga für tolles Aussehen

Bring dich selbst zum Strahlen

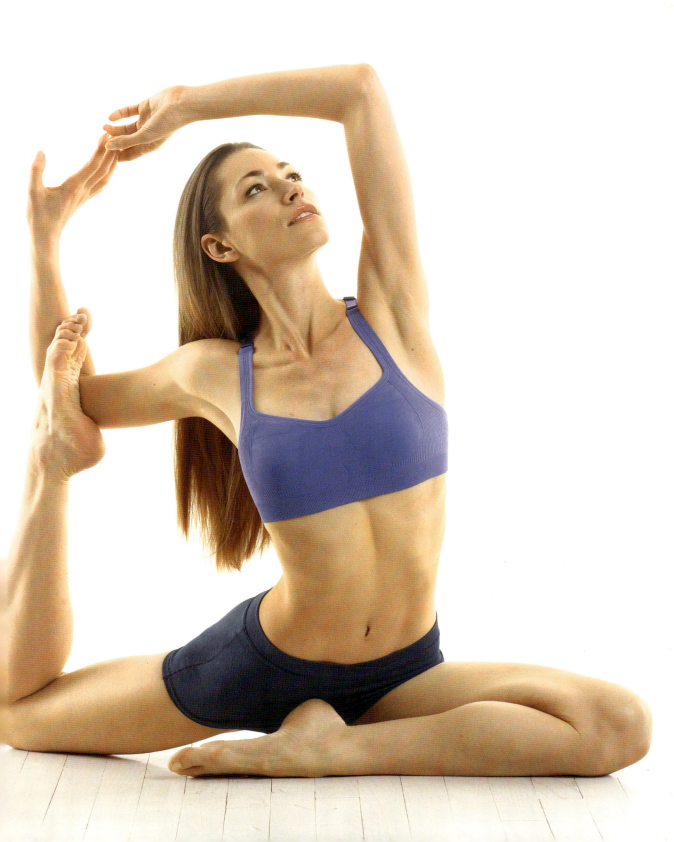

Wenn du bis hierher gekommen bist und angefangen hast, die Programme aus den vorigen Kapiteln zu üben, dann sind dir vielleicht an dir selbst schon ein paar Veränderungen aufgefallen: eine neue Gelassenheit zum Beispiel. Vielleicht fühlst du dich weniger erschöpft. Oder du stehst aufrechter, mit erhobenem Kopf und eingezogenem Bauch. Möglicherweise ist sogar deine Haut rosiger geworden und du lächelst häufiger.

Wer sich wohlfühlt, sieht besser aus – so einfach ist das. Und Yoga und Meditation erreichen genau das: dass wir uns wohlfühlen.

Das ist übrigens nicht nur eine subjektive Wahrnehmung: Die Wissenschaft liefert dafür auch handfeste Begründungen. Dass Yoga eine wirksame Methode gegen Stress ist, habe ich ja schon erklärt. Stress entsteht im Kopf, und der Kopf hat eine enge Verbindung zu unserem größten Körperorgan, der Haut. Bist du schon jemals rot geworden? Dachte ich mir. Und das ist nur ein Beispiel dafür, wie sich das, was wir fühlen, in unserem Aussehen niederschlagen kann.

Die Haut ist von einem dichten Netz an Nervenenden durchzogen, die Botschaften vom und ans Gehirn übertragen. Außerdem sitzen hier jede Menge Zellen der Immunabwehr, die eindringende Viren und Bakterien bekämpfen. Du kannst dir deine Haut ein bisschen wie eine Gore-Tex-Regenjacke vorstellen: eine Hülle, die Muskeln, Knochen und innere Organe schützt und die Reaktion des Körpers auf äußere Einflüsse wie Hitze, Kälte und Verschmutzung reguliert. Wenn du gestresst oder erschöpft bist, wird auch diese Schutzfunktion der Haut geschwächt, und du wirst anfälliger für Infektionen und Schmerz – ähnlich wie eine Regenjacke, die undicht geworden ist. Für eine Studie des Weill Cornell Medical College setzten Wissenschaftler ihre Probanden erst stressigen Situationen aus und fügten ihnen dann eine mikroskopisch kleine Hautverletzung zu. Und tatsächlich ließ der Stress die Wunde langsamer heilen. Die medizinische Forschung sieht schon länger einen Zusammenhang zwischen Stress und häufigen Hautproblemen wie Akne oder Warzen. Aus dieser Erkenntnis ist sogar eine ganze Behandlungsrichtung entstanden, die Psychodermatologie. Ihre Vertreter, allesamt Schulmediziner an renommierten Institutionen, nutzen Alternativmethoden wie Biofeedback-Therapie, Meditation, Fantasiereisen und Yoga zur Behandlung einer ganzen Reihe von Hauterkrankungen.

Betrachte doch deine Yogapraxis mal als Schönheitsprogramm, das von innen nach außen wirkt! Indem du die Asanas übst und dich dabei auf deinen Atem konzentrierst, gönnst du allen Zellen deines Körpers eine Frischekur. Und wenn du Yoga erst als dein persönliches Schönheitsprogramm entdeckt hast, kannst du auf künstliche Verschönerungen durch Chemie, Spritzen oder Operationen gut verzichten. Außerdem verbessert sich durch das Achtsamkeitstraining vermutlich auch deine Ernährung, sodass du auf Dauer genauso toll aussiehst, wie du dich fühlst.

Reine Haut

Bei den anstrengenderen Yogaprogrammen gerät man ganz schön ins Schwitzen! Wenn beim Hund der Schweiß in Strömen fließt, dann heißt das nicht nur, dass du Kalorien verbrennst und Kraft aufbaust: Du bist außerdem auf dem besten Weg, deine Poren zu reinigen, die Haut weicher zu machen und Giftstoffe aus deinem Körper zu spülen. Und dafür brauchst du nichts anderes zu tun, als dich auf der Matte ein bisschen anzustrengen. Übrigens, falls du Angst hast, dass du durch das Schwitzen Pickel bekommen könntest: Das ist wissenschaftlich widerlegt. Übe dieses Programm zweimal pro Woche, um wirklich schöne Haut zu bekommen.

Das Programm

Übe die Asanas in Folge und halte jede Position 5 tiefe Atemzüge lang (falls nicht anders angegeben).

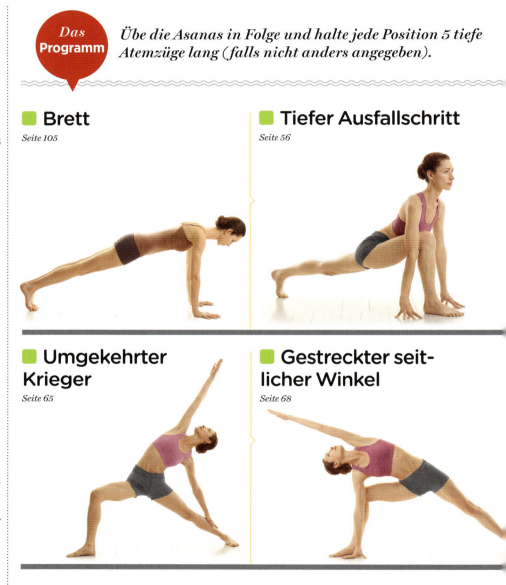

Brett
Seite 105

Tiefer Ausfallschritt
Seite 56

Umgekehrter Krieger
Seite 65

Gestreckter seitlicher Winkel
Seite 68

Hoher Ausfallschritt

Seite 60

Krieger 2

Seite 63

Gedrehter seitlicher Winkel

Seite 69

Dreieck

Seite 66

Wiederhol die gesamte Folge zur anderen Seite.

TIPP VON

Tara

HÖR AUF DEINEN KÖRPER

Jeder Mensch hat seine individuelle Komfortzone. Wir bauen erst dann Kraft auf (und geraten ins Schwitzen), wenn wir über ihre Grenzen hinausgehen. Fordere dich – aber achte dabei immer auf eine korrekte Ausführung und Ausrichtung! Geh ruhig ein Stückchen weiter als gewohnt, aber höre auf deinen Körper und deinen Atem, damit du dich nicht verletzt. Sobald dein Atem unregelmäßig und schwer wird, löse die Haltung ein bisschen. Wenn sich deine Atemzüge wieder beruhigt haben, übe weiter.

Selbstvertrauen

Wie strahlend und jugendlich wir wirken, hat unglaublich viel damit zu tun, wie wir uns selbst sehen. Wer selbstbewusst ist, trägt einfach den Kopf höher, lächelt mehr und besitzt mehr Energie. Um Selbstvertrauen für das Leben außerhalb der Matte zu tanken, hilft es, sich an Haltungen zu wagen, die zuerst einschüchternd wirken. Auch wer schon schwierige Asanas meistert, findet beim Yoga immer eine, die noch anspruchsvoller ist. Dieses Programm führt dich über Rückbeugen schrittweise zum Handstand. Weil es aber über Vorübungen dorthin geht, kannst du dich für kleine Erfolge loben und so Selbstvertrauen gewinnen. Übe das Programm dreimal pro Woche.

Das Programm

Übe die Asanas in Folge und halte sie jeweils 20 tiefe Atemzüge lang; ab dem Dreibeinigen Hund jeweils 10 Atemzüge lang.

■ Sphinx
Seite 140

■ Heraufschauender Hund
Seite 141

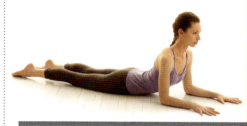

■ Brett
Seite 105

■ Schulterbrücke
mit zwei Blöcken
Seite 145

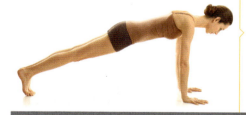

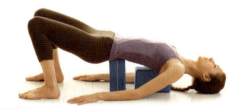

■ Kniewiege
Seite 131

■ Dreibeiniger Hund
Seite 48

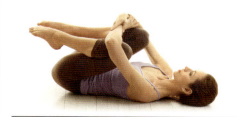

226

Kind
Seite 102

Herabschauender Hund
Seite 46

Schulterbrücke
mit Block
Seite 145

Schulterbrücke, Hände verschränkt
Seite 144

Handstand
an der Wand
Seite 119

Handstand
Seite 120

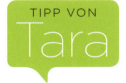

TIPP VON Tara

AUF DEM WEG ZUM HANDSTAND

Der Handstand erfordert jede Menge Kraft und perfekte Ausrichtung. Dafür macht es aber auch richtig viel Spaß, ihn auszuprobieren. Außerdem gibt dir die Arbeit daran einen echten Selbstbewusstseinsschub und hilft dir dabei, Ängste zu überwinden.

Rosige Haut

Yoga hilft dir

nicht nur, den Stress in Schach zu halten: Das Training wirkt auch ausgleichend auf den Hormonhaushalt und sorgt dafür, dass deine Haut gut durchblutet wird. Und weil das alles zu besserem Schlaf beiträgt, bedeutet das auch: Tschüs, Augenringe! Adieu, Tränensäcke! Auch der durch regelmäßiges Training bessere Muskeltonus macht eine schön glatte, straffe Haut. Übe dieses Programm zweimal pro Woche, um die Hautdurchblutung zu verbessern und einen schönen, rosigen Teint zu bekommen.

Das Programm

Übe die Asanas in Folge und halte jede Position 10 tiefe Atemzüge lang (falls nicht anders angegeben).

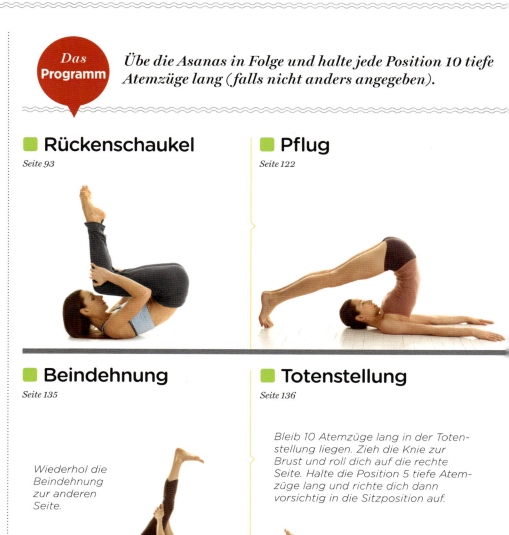

■ Rückenschaukel
Seite 93

■ Pflug
Seite 122

■ Beindehnung
Seite 135

Wiederhol die Beindehnung zur anderen Seite.

■ Totenstellung
Seite 136

Bleib 10 Atemzüge lang in der Totenstellung liegen. Zieh die Knie zur Brust und roll dich auf die rechte Seite. Halte die Position 5 tiefe Atemzüge lang und richte dich dann vorsichtig in die Sitzposition auf.

Schulterstand
Seite 124

Kniewiege
Seite 131

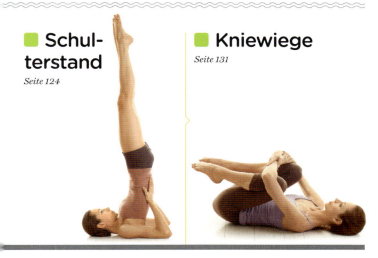

Aufrechter Sitz
Seite 79

Schließ die Augen und folge deinem Atem. Bleib 3 Minuten so sitzen.

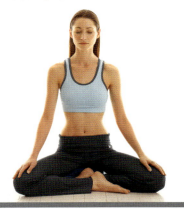

TIPP VON Tara

ACHTSAMKEIT LERNEN

Als ich zum ersten Mal mit Yoga in Kontakt kam, war ich Teenager. Die Philosophie und Meditationspraxis des Yoga fand ich großartig, aber mein Interesse an den körperlichen Wirkungen erwachte erst Jahre später, als meine Freunde sich nach langen Partynächten Sorgen wegen ihrer Augenringe machten. Ich selbst war keine große Partygängerin, und auch das lag am Yoga. In den Klubs gab es mir zu viel Rauch, Alkohol und Drogen, die den Körper vergiften. Ich finde immer noch, dass das Leben interessanter wird, wenn man sich mit dem befasst, was einen interessiert, und sich mit Menschen umgibt, die einem wichtig sind. Wer Yoga macht, lernt, sich von schädlichen Verhaltensweisen fernzuhalten und die Zeit sinnvoll zu nutzen. Irgendwann ging mir auf, dass Meditation, körperliche Bewegung und Philosophie ein und dasselbe sind. Erst ein gesunder Körper und ein gesunder Geist ermöglichen dir das Meditieren, und jede Bewegung kann meditativ sein. Beim Yoga geht es nicht darum, den Geist vom Körper zu lösen – im Gegenteil, das Ziel ist, beides in Kontakt zu bringen, um das Leben mit allen Sinnen zu erfahren. Weil Yoga dir zeigt, was du brauchst, um gesund zu bleiben, fühlst du dich bei regelmäßiger Übung nicht nur gut, sondern siehst auch so aus. Dein Körper wird es dir danken.

Glatte Haut

Nichts macht einem die Spannungen im Körper so bewusst wie regelmäßiges Yoga. Wie oft ist dir schon aufgefallen, dass sich dein ganzes Gesicht anspannt, weil du dir Sorgen machst? Mit der Zeit zeigen sich solche Spannungen als kleine Fältchen im Gesicht. Übe dieses Programm dreimal pro Woche, um Stress zu reduzieren und Ruhe zu tanken, sodass du nicht ständig das Gesicht in Falten ziehst.

Das Programm — *Übe die Asanas in Folge und halte jede Position 5 tiefe Atemzüge lang (falls nicht anders angegeben).*

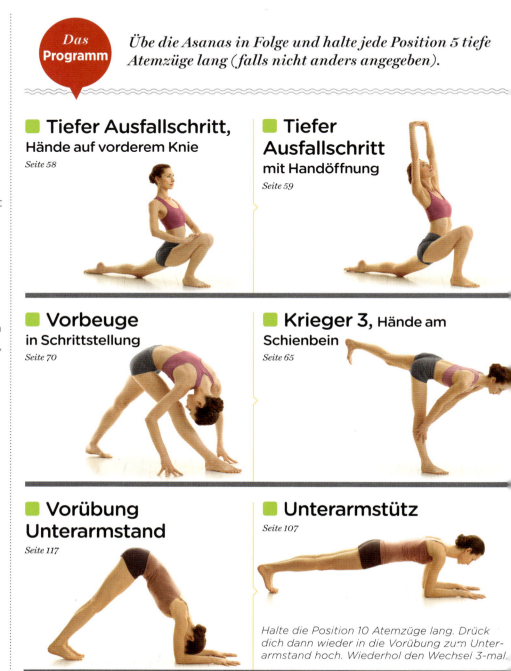

Tiefer Ausfallschritt, Hände auf vorderem Knie
Seite 58

Tiefer Ausfallschritt mit Handöffnung
Seite 59

Vorbeuge in Schrittstellung
Seite 70

Krieger 3, Hände am Schienbein
Seite 65

Vorübung Unterarmstand
Seite 117

Unterarmstütz
Seite 107

Halte die Position 10 Atemzüge lang. Drück dich dann wieder in die Vorübung zum Unterarmstand hoch. Wiederhol den Wechsel 3-mal.

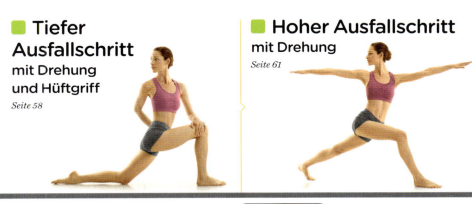

■ Tiefer Ausfallschritt
mit Drehung und Hüftgriff
Seite 58

■ Hoher Ausfallschritt
mit Drehung
Seite 61

■ Herabschauender Hund
Seite 46

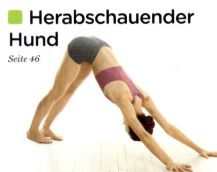

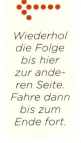

Wiederhol die Folge bis hier zur anderen Seite. Fahre dann bis zum Ende fort.

■ Kopfstand
Seite 116

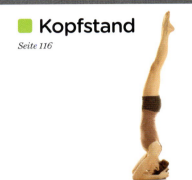

TIPP VON Tara

GELASSENHEIT AUSSTRAHLEN

Ich hatte mal eine Weile die Angewohnheit, bei Stress ständig die Augenbrauen zu heben. Diesen Tic fand ich furchtbar, weil ich Angst hatte, davon Stirnfalten zu bekommen. Aber je mehr Sorgen ich mir deswegen machte, desto weniger konnte ich die Bewegung kontrollieren. Irgendwann achtete ich auf meinen Stresslevel und fing an, bei den ersten Anzeichen 5- bis 10-minütige Yogaprogramme einzuschieben. Und tatsächlich: Die neue Angewohnheit zeigte Wirkung! Heute hebe ich nicht mehr zwanghaft die Augenbrauen. Körper und Geist werden sofort ruhig, sobald ich Anspannung durch Yoga abbaue.

HILFE DURCH *Yoga*

Verena von Pfetten

DAS PROBLEM: WENIG ENERGIE, SCHLECHTE HAUT

Der Körper muss fürs Yogatraining bereit sein, sonst bringt es nichts. „Meine riesigen Mittagessensportionen lagen mir im Hund tonnenschwer im Magen", sagt Verena. Heute isst sie leichter zu Mittag, zum Beispiel einen Salat mit richtig viel Gemüse.

Im Leben der 27-jährigen Onlineredakteurin Verena spielen Stress und Deadlines eine große Rolle. Ihr Körper dankte es ihr durch Schlappheit und ständig neue Pickel.

Obwohl ihr immer schon klar war, dass körperliche Aktivität gegen Stress hilft, fand Verena Sport furchtbar. „Ich habe alles versucht: Fitnessstudios, sogar einen Personal Trainer, aber ich habe nie lange durchgehalten." Bis sie 2008 mit Yoga bei Strala begann. „Die Kurse sind anstrengend, aber ich gehe trotzdem hin, weil es gleichzeitig ziemlich lustig zugeht und Spaß macht." Nach ein, zwei Monaten regelmäßigem Training stellte sie fest, dass sich ihre Haut sichtbar verändert hatte: Hautrötungen und Pickel waren verschwunden. Außerdem hatte sie viel mehr Energie als zuvor. „Nach dem Yoga schlafe ich wie ein Baby", erklärt sie. „Und das heißt, dass ich immer weniger Concealer brauche, um Augenringe abzudecken." Verena ist außerdem davon überzeugt, dass ihre neu erwachte Leidenschaft dafür verantwortlich ist, dass sie gesünder isst und lebt. „Yoga macht mir inzwischen so viel Spaß, dass ich meine übrige Freizeit darum herum organisiere." Da sie zu vier bis fünf Kursen pro Woche geht, bleibt nur noch ein Abend zum Ausgehen. „Und das ist gut so! Ich trinke weniger, schlafe mehr und habe mehr Zeit für mich selbst."

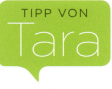

TIPP VON Tara

ES IST NIE ZU FRÜH

Verena ist ein tolles Beispiel dafür, dass auch junge Leute von Yoga profitieren und zu einem gesünderen Leben finden können. Warum solltest du darauf warten, dass dein Körper Verschleißerscheinungen zeigt, bevor du anfängst, dich um ihn zu kümmern? Yoga hilft dabei, sich wohlzufühlen und toll auszusehen. Fang damit doch einfach so früh wie möglich an!

Yoga *für die* Gesundheit

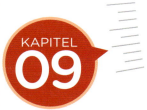

KAPITEL 09

Wer will sich schon krank ins Bett legen?

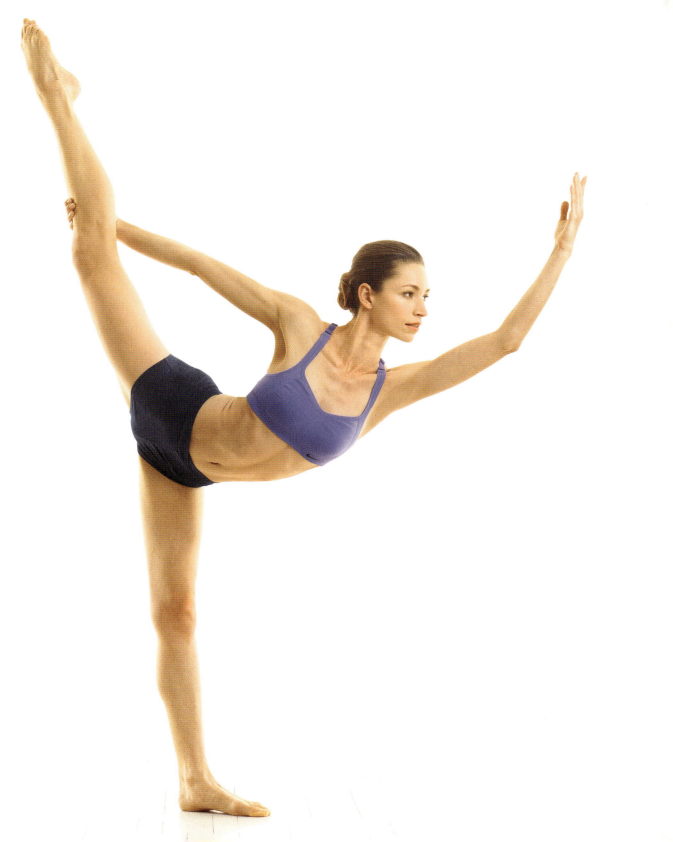

Lass uns

doch mal kurz über Gesundheit sprechen. Denn ich finde, dabei geht es um mehr als um regelmäßiges Händewaschen und die alljährliche Grippeimpfung. Und es ist auch nicht damit getan, Vitaminpillen einzuwerfen, Sonnenmilch zu benutzen und sich regelmäßig vom (Frauen-)Arzt durchchecken zu lassen.

Klar, all das ist notwendig. Aber gesund zu sein heißt doch in erster Linie, sich einfach gut zu fühlen. Denn wenn das der Fall ist, wenn wir uns in unserem Körper wohlfühlen, dann stimmt die wichtigste Voraussetzung, um das Leben zu genießen, persönliche Ziele zu erreichen und dabei auch noch gut auszusehen. Natürlich fehlt dem Gesundheitsversprechen irgendwie der Glamour, den ein schlanker Körper, ein sexy Auftreten oder eine tolle Haut haben, aber ehrlich: Wenn du nicht gesund bist, sinken deine Chancen, all das zu erreichen, gegen null.

Yoga wurde vor Tausenden von Jahren als Methode entwickelt, gesund zu werden und zu bleiben, und zwar von innen heraus. Im Laufe der Zeit und durch viel Trial and Error verbesserten die Yogis im alten Indien diese Lehre mithilfe ihrer Intuition, ihrer Sinne und genauer Beobachtung. Anders als in der westlichen Medizin bedeutete ihnen Gesundheit nicht, dass einem Menschen nichts „fehlt": Gesund nach ihren Maßstäben ist der Mensch erst, wenn alle Körperfunktionen – von der Verdauung über die Immunabwehr bis hin zum Kreislauf – optimal funktionieren. Genau dafür entwickelten sie Yoga: um den Körper vollkommen ins Gleichgewicht zu bringen, sodass er sämtliche Funktionen bestmöglich erfüllt. Herausgekommen ist ein System, das Gesundheit und Wohlbefinden durch Meditation, Atmung und Körperübungen fördert.

Die heutige Wissenschaft übersetzt das in ihre eigene Sprache: Inzwischen gibt es über 1.300 wissenschaftliche Aufsätze, die sich mit Yoga befassen. Und was diese Untersuchungen zutage fördern, sollte uns jede Aufmerksamkeit wert sein. Es gibt inzwischen jede Menge wissenschaftliche Belege dafür, dass Yoga das Immunsystem stärkt, die Stimmung aufhellt, schmerzhafte Fehlhaltungen korrigiert und den Blutzuckerspiegel sowie den Blutdruck senkt. Darüber hinaus findet die Forschung deutlich Hinweise darauf, dass Yoga den Hormonhaushalt ins Gleichgewicht bringen kann, insbesondere bezogen auf Cortisol, das für eine Reihe von Gesundheitsproblemen von Angstzuständen bis hin zu Gewichtszunahme mitverantwortlich ist. Yoga lindert entzündliche Prozesse und beeinflusst sogar den Schlaf-wach-Rhythmus positiv, sodass erholsamerer Schlaf möglich ist. Das bedeutet, dass Yoga vielen Menschen den Weg in eine gesunde Zukunft ebnen kann: denjenigen, die gesund leben und ernste Gesundheitsprobleme wie Herz-Kreislauf-Erkrankungen, Diabetes oder Depressionen vermeiden wollen; denen, die regelmäßig Schmerzen haben, und natürlich denen, die einfach nur gelegentlich unter einer Allergie oder sogar einem Kater leiden.

All diese wissenschaftlichen Erkenntnisse sind natürlich toll, aber viel wichtiger ist, dass wir selbst alles in uns tragen, was uns zu besserer Gesundheit verhilft. Das haben die Yogis durch jahrtausendelanges Herumprobieren herausgefunden. Wir müssen es ihnen nur nachmachen.

Betrachte doch dein regelmäßiges Training einmal als Gesundheitsvorsorge! Dass Yoga Heilkräfte besitzt, ist schließlich erwiesen.

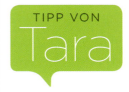

TIPP VON Tara

YOGA HEILT DICH

Sobald du Yoga nicht mehr als Sport, sondern als Heilmethode betrachtest, wirst du durch die gesteigerte Achtsamkeit intuitiv merken, was dir guttut und zu deiner Gesundheit beiträgt. Denn das ist der wichtigste Effekt der Yogapraxis: Sie bringt dich wieder in Kontakt mit dir selbst. Je häufiger du diese Achtsamkeit übst, desto weiter wird sie dich bringen: Sie kann dir zeigen, wann Kopfschmerzen drohen, kann dich aber auch vor Verletzungen und Krankheit bewahren.

Gegen Allergien

Wer unter einer Allergie leidet, kann in den meisten Fällen ein Lied davon singen, wie elend man sich fühlt, wenn die Nase läuft, die Nebenhöhlen zu sind und man ständig niesen muss. Hier kommt die gute Nachricht: Entspannungstechniken wie Yoga und Meditation können diese lästigen Symptome lindern oder sogar vermeiden helfen. Wissenschaftler der Ohio State University setzten Heuschnupfenpatienten zunächst stressigen Situationen aus und überprüften dann ihre allergischen Symptome. Tatsächlich reagierten die Probanden auf Stress mit Hautausschlägen, die stärker waren und länger anhielten als bei gelassener Stimmung. Die Wissenschaftler erklärten das damit, dass Stresshormone das Immunsystem schwächen und die allergische Reaktion verschlimmern können. Falls du also unter jahreszeitlich bedingten Allergien leidest, übe dieses Programm dreimal pro Woche. Du befreist dadurch deine Atemwege, reduzierst Stress und bringst den Körper wieder ins nötige Gleichgewicht.

Das Programm

Übe die Asanas in Folge und halte jede Position 5 tiefe Atemzüge lang (falls nicht anders angegeben).

Ruhiger Atem
Seite 79

Schließ die Augen, leg die Hände auf die Oberschenkel und konzentrier dich auf deinen Atem. Wenn deine Gedanken abschweifen, kehre wieder zum Atem zurück. Atme 1 Minute ruhig.

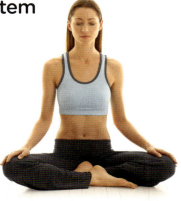

Seitbeuge
im Stehen
Seite 38

Übe erst zur einen, dann zur anderen Seite.

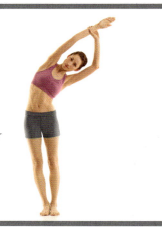

🟩 Rück-
beuge
im Stehen
Seite 39

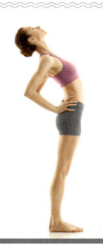

🟩 Aufrech-
ter Stand,
Arme nach oben
Seite 38

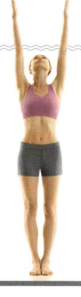

🟩 Blasebalg-Atmung
Seite 24

Halte Taschentücher bereit: Diese Übung reinigt die Atemwege, und vielleicht musst du dir die Nase putzen.

Gegen Rückenschmerzen

In Deutschland leiden fast 40 Prozent der Bevölkerung häufig oder sogar dauerhaft unter Rückenschmerzen. Wer schon einmal einen Hexenschuss oder auch nur dauerhafte Verspannungen im Rücken hatte, der weiß, dass diese Schmerzen selbst die einfachsten Bewegungen fast unmöglich machen. Aber Rückenschmerzen sind kein unausweichliches Schicksal. Eine ganze Reihe von Studien hat den positiven Einfluss von Yoga auf die Rückengesundheit nachgewiesen. Eine davon (publiziert in der Zeitschrift *Pain*) ergab, dass Testpersonen, die an einer Yogastunde pro Woche teilnahmen und außerdem zu Hause übten, nach drei Monaten 70 Prozent weniger häufig von Schmerzen im Lendenwirbelbereich berichteten. 88 Prozent der Probanden reduzierten die Einnahme von Schmerzmitteln oder nahm überhaupt keine mehr. In der Kontrollgruppe, die kein Yoga machte, waren es lediglich 35 Prozent. Wie erklärt sich diese positive Wirkung? Die Asanas korrigieren Unausgewogenheiten im Haltungsapparat, sodass die gerade Ausrichtung der Wirbelsäule unterstützt wird. Wenn du dieses Programm zweimal pro Woche übst, wird dir bewusster, wie du dich bewegst. Du lernst so, dich aufrechter zu halten.

Das Programm

Übe die Asanas in Folge und halte jede Position 5 tiefe Atemzüge lang (falls nicht anders angegeben).

■ Vorbeuge
im Stehen mit Ellbogengriff
Seite 41

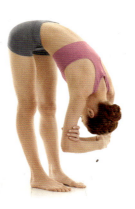

■ Gedrehte Hocke
Seite 45

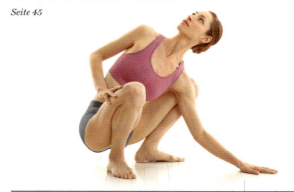

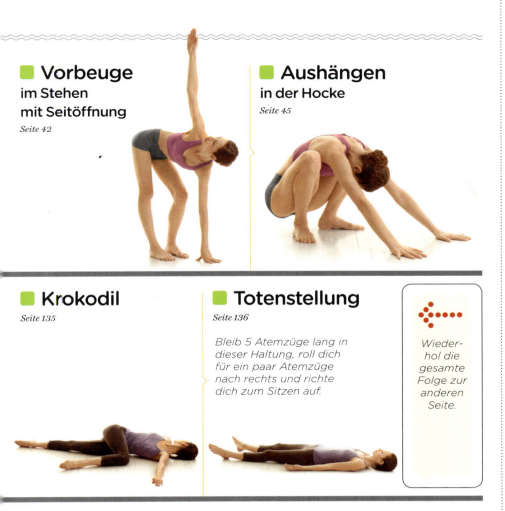

■ Vorbeuge
im Stehen
mit Seitöffnung

Seite 42

■ Aushängen
in der Hocke

Seite 45

■ Krokodil
Seite 135

■ Totenstellung
Seite 136

Bleib 5 Atemzüge lang in dieser Haltung, roll dich für ein paar Atemzüge nach rechts und richte dich zum Sitzen auf.

Wiederhol die gesamte Folge zur anderen Seite.

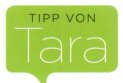

TIPP VON Tara

HALTE DIR DEN RÜCKEN FREI

Es gibt Rückenschmerzen und Rückenschmerzen. Es ist daher wichtig, auf den eigenen Körper zu hören und seine Grenzen zu erkennen. Wenn du kämpfen musst, um eine Haltung einzunehmen, riskierst du Verletzungen. Nutz stattdessen deinen Atem: Geh mit jedem Atemzug nur ein Stückchen weiter, statt alles auf einmal zu wollen. Führ nur Bewegungen aus, die sich für deinen Körper richtig anfühlen. Mach dir keinen Druck – lass dir Zeit!

Gegen Karpaltunnelsyndrom

Der Karpaltunnel ist eine dünne Röhre, die sich auf der Innenseite des Handgelenks befindet. Durch sie verlaufen zum einen eine wichtige Nervenbahn, zum anderen die neun Fingerbeugesehnen.

Wir alle tippen ständig auf irgendwelchen Tastaturen herum, oft mehr, als uns selbst bewusst ist: bei der Arbeit, um mit Freunden zu kommunizieren, Nachrichten zu lesen oder Spiele zu spielen. Dieses ganze Geklapper und Geklicke belastet den Nerv ziemlich, was auf Dauer zu Taubheitsgefühlen, Schmerzen und Kraftlosigkeit in der Hand führen kann. Man fasst diese Symptome unter dem Begriff des Karpaltunnelsyndroms (KTS) zusammen. Hattest du damit schon einmal Probleme? Dann weißt du, wie sehr sie nerven können. Zum Glück kann auch hier Yoga helfen. Für eine Studie verordneten Wissenschaftler der University of Pennsylvania Patienten mit Karpaltunnelsyndrom ein achtwöchiges Yoga- und Entspannungstechnik-Programm. Bei Patienten einer Kontrollgruppe wurden die Handgelenke lediglich geschient. Nach Ablauf der acht Wochen hatte sich bei der Yoga treibenden Gruppe die Griffkraft verbessert, und sie hatten signifikant weniger Schmerzen. Bei den Patienten in der Kontrollgruppe hatte sich nichts geändert. Übe dieses Programm dreimal pro Woche, um die Handgelenke zu stärken und den Schmerz zu lindern.

Das Programm

Halte jede Position 5 tiefe Atemzüge lang (falls nicht anders angegeben).

Vierfüßlerstand
mit Handheben
Seite 52

Hebe und senke die Handflächen langsam 10-mal. Dreh die Hände erst nach außen, dann nach innen, und wiederhol die Hebung je 10-mal.

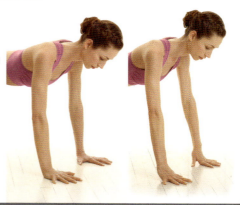

Hand-Fuß-Stand
Seite 43

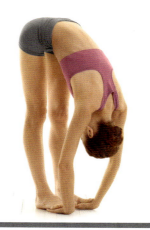

Fäuste zueinander
Seite 54

Halte die Arme 3 tiefe Atemzüge lang so gerade wie möglich. 3 Wiederholungen.

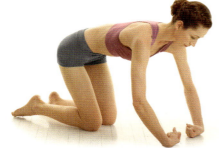

Handgelenksdehnung
Seite 55

Halte die Position 3 Atemzüge lang, löse sie und wiederhole mit umgekehrter Handstellung.

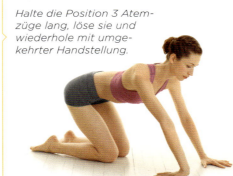

Aufrechter Stand
mit Handöffnung
Seite 39

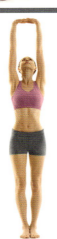

TIPP VON Tara

FINGER WEG!

Falls deine Handgelenksschmerzen mit exzessiver Betätigung in sozialen Netzwerken zu tun haben, dann probiere doch mal folgenden radikalen Schritt aus: Triff dich mit einer Freundin! Manchmal vergisst man nämlich, wie nett es ist, sich von Angesicht zu Angesicht zu unterhalten. Falls du also mal wieder bei Facebook landest, mach gleich etwas aus. Und falls du dich dabei erwischst, wie du Fotos und Statusmeldungen von Leuten durchklickst, mit denen dich eigentlich gar nicht viel verbindet, halte die Zeit kurz. Abgesehen davon, dass das Klicken deine Handgelenke belastet: Du verschwendest auch Zeit, die du besser zum Entspannen einsetzt.

Bessere Verdauung

Gute Nachrichten für alle, die jemals vor einer stressigen Präsentation aufs Klo rennen mussten: Yoga kann solche Probleme lindern.

In den anderen Kapiteln habe ich es schon erwähnt: Stress triggert den Teil des Nervensystems, der den Körper auf sofortige Flucht oder Kampf vorbereitet. Und genau das kann einem auf Magen und Darm schlagen. Zum Glück spricht Yoga, tiefes Atmen und Meditation den anderen Teil des Nervensystems an: den nämlich, der für Entspannung zuständig ist.

Indische Wissenschaftler untersuchten, wie erfolgreich Yoga auf der einen und Medikamente auf der anderen Seite bei der Behandlung des Reizdarmsyndroms sind. Zum Glück für die Patienten, die vorher unter häufigem Durchfall litten, half beides. Allerdings kam bei der Yogagruppe darüber hinaus der Teil des Nervensystems wieder ins Gleichgewicht, der für die Entspannung zuständig ist.

Übe dieses Programm zweimal pro Woche, um dein Verdauungssystem gesund zu halten. Hier ist es besonders wichtig, auf deinen Körper zu hören, um wirklich von dem Programm zu profitieren und zu vermeiden, dass die Verdauung noch weiter aus dem Gleichgewicht gerät. Wenn sich eine Haltung anfühlt, als täte sie deinem Körper im Moment nicht gut, dann lass sie weg.

Das Programm

Halte jede Position 20 tiefe Atemzüge lang.

🟩 Kind mit Drehung
Seite 103

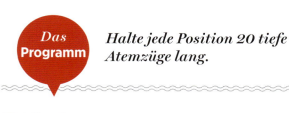

Übe erst zur einen, dann zur anderen Seite.

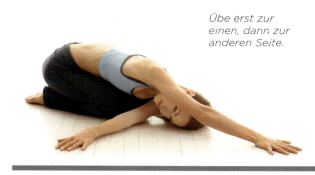

🟩 Schulterstand
Seite 124

🟩 Beine an der Wand
Seite 124

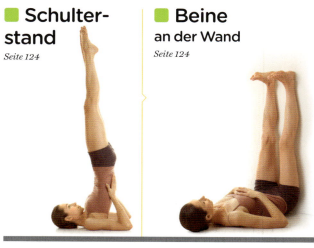

244

Fersensitz
Seite 103

Pflug
Seite 122

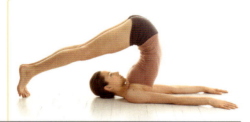

Vorbeuge
im Sitzen, Bein angewinkelt
Seite 89

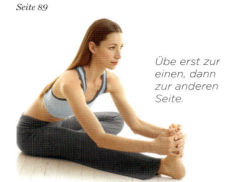

Übe erst zur einen, dann zur anderen Seite.

Vorbeuge
im Sitzen, Knie gebeugt
Seite 86

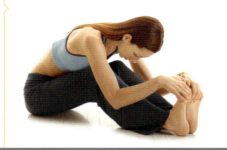

TIPP VON Tara

LANGSAM PFLÜGEN

Übe den Pflug nicht mit Druck und versuch auch nicht, um jeden Preis die Beine zum Boden zu bekommen. Halte die Position dort, wo du nur so viel Dehnung spürst, dass du leicht hineinatmen kannst. Eine Yogahaltung sollte niemals wehtun! Mit der Zeit und mit regelmäßiger Übung öffnet sich dein Körper von selbst. Allerdings bleibt das auch tagesformabhängig, und die meisten Menschen sind morgens zudem steifer als abends. Wenn das bei mir der Fall ist, lasse ich den Körper lieber länger im Pflug aushängen, als in den Schulterstand zu gehen. So öffnen sich Nacken und Schultern. Den Schulterstand versuche ich dann beim nächsten Mal wieder.

Gegen Kater

Ich will gar nicht erst drumherumreden: Es gibt nicht den Hauch eines wissenschaftlichen Beleges dafür, dass Yoga sich positiv auf einen schlimmen Kater auswirkt (auf die einzelnen Symptome dagegen schon, siehe auch „Gegen Kopfschmerzen", Seite 248, und „Gegen Schwindel", Seite 258). Aber was kümmert einen das schon, wenn man einfach nur möchte, dass alles endlich aufhört, sich zu drehen? Falls du es nicht bis zur Yogamatte schaffst, kannst du die meisten Asanas auch im Bett üben – bis auf den Kopfstand. Für den brauchst du wirklich die Matte. Diese leichten Haltungen sorgen dafür, dass es dir schnell besser geht.

Das Programm

Übe die Asanas in Folge und halte jede Position 10 tiefe Atemzüge lang (falls nicht anders angegeben).

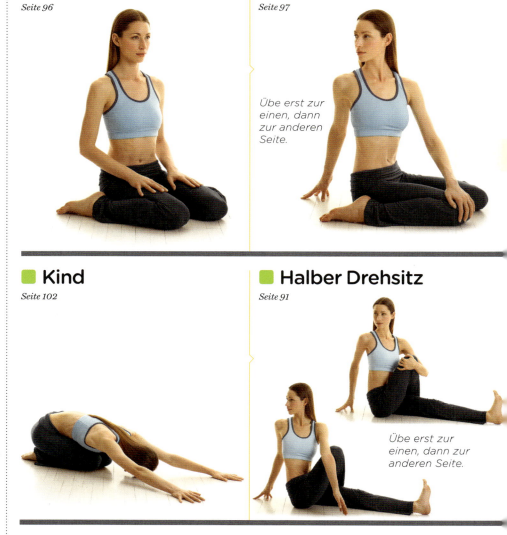

■ **Heldensitz**
Seite 96

■ **Heldensitz mit Drehung**
Seite 97

Übe erst zur einen, dann zur anderen Seite.

■ **Kind**
Seite 102

■ **Halber Drehsitz**
Seite 91

Übe erst zur einen, dann zur anderen Seite.

246

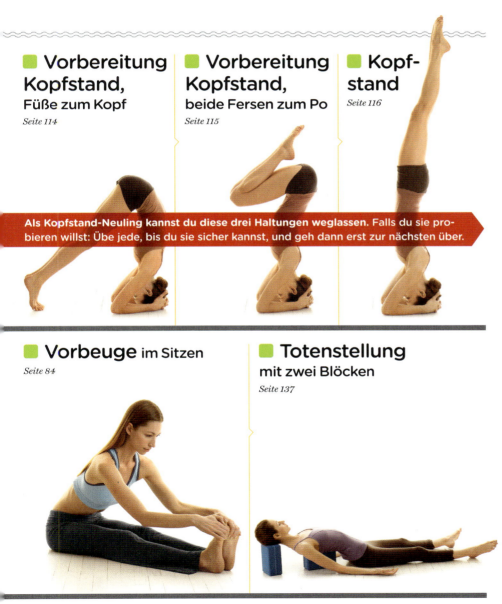

- **Vorbereitung Kopfstand,** Füße zum Kopf
  Seite 114

- **Vorbereitung Kopfstand,** beide Fersen zum Po
  Seite 115

- **Kopfstand**
  Seite 116

Als Kopfstand-Neuling kannst du diese drei Haltungen weglassen. Falls du sie probieren willst: Übe jede, bis du sie sicher kannst, und geh dann erst zur nächsten über.

- **Vorbeuge** im Sitzen
  Seite 84

- **Totenstellung** mit zwei Blöcken
  Seite 137

TIPP VON Tara

KOPFSTAND MIT KÖPFCHEN

Wenn du dich an den Kopfstand bisher nicht herangewagt hast, dann ist der Morgen nach einer wilden Partynacht vielleicht nicht der beste Zeitpunkt dafür. Hebe ihn dir für einen Tag auf, an dem du dich gut konzentrieren kannst. Selbst als Kopfstand-Profi solltest du darauf achten, dich langsam und umsichtig in die Haltung zu begeben und dabei aufmerksam zu bleiben. Wenn du es allerdings geschafft hast, darfst du dich über die fantastische Entgiftungswirkung und einen echten Frischekick freuen.

Gegen Kopfschmerzen

Kopfschmerzen können durch Stress, Sorgen, Flüssigkeitsmangel oder Erschöpfung ausgelöst werden. Manchmal tauchen sie wie aus dem Nichts auf, manchmal schleichen sie sich langsam an. Der Wunsch, Kopfschmerzen zu lindern, hält mehr als ein Rad in der Pharmaindustrie am Laufen. Aber es gibt auch wissenschaftliche Beweise dafür, dass Yoga eine echte Alternative zu Pillen ist. Indische Wissenschaftler verglichen drei verschiedene Behandlungsmethoden für Kopfschmerzen: zum einen nicht steroidale Antirheumatika wie Ibuprofen, zum anderen Botox-Injektionen (ja, der Anti-Falten-Stoff ist auch als Kopfschmerzmittel anerkannt) und zum Dritten Yoga. Die Patienten, die mit Yoga behandelt wurden, klagten weniger über Schmerzen als die anderen Gruppen. Für eine andere Studie teilten Forscher Migränepatienten in zwei Gruppen ein: Eine wurde drei Monate lang mit Yoga behandelt, die andere behandelte sich selbst. Tja, und tatsächlich berichtete das Om-Team, ihre Migräneanfälle seien seltener und weniger heftig geworden. Wenn du den Druck des Tages im Kopf spürst, dann nimm dir die Zeit, um deine Sorgen loszuwerden und etwas Raum im Hirn zu schaffen. Übe diese Folge dreimal pro Woche am Schreibtisch, entweder im Büro oder zu Hause. Falls du körperlich arbeitest, versuch am besten, einen Ort zu finden, an dem du ein paar Minuten ruhig dasitzen kannst.

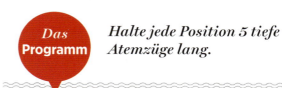

Das Programm

Halte jede Position 5 tiefe Atemzüge lang.

DIE DREI AFFEN

Entspannung fürs Auge
Seite 94

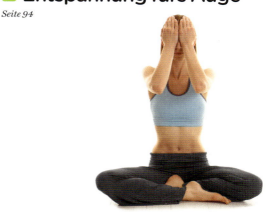

Wechselatmung
Seite 25

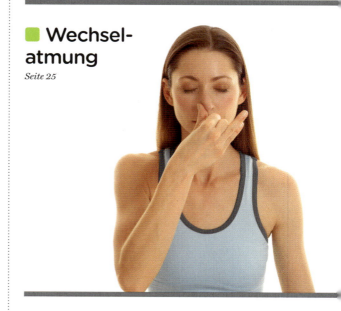

Yogi-Weisheiten | DIE DREI AFFEN

DIE LEHRE DER drei weisen Affen besagt, dass wir frei von Sorgen und Ängsten sein müssen, damit uns nichts Böses geschieht. In die Yogaphilosophie übersetzt heißt das: Wir wählen unser Leiden selbst, denn wir haben die Wahl, uns von unseren Lebensumständen freizumachen oder uns von ihnen fesseln zu lassen. Wenn wir sie loslassen, gewinnen wir innere Ruhe, egal was in unserem Leben passiert. Durch stetige Übung gelingt es uns irgendwann, aus der Achterbahn der Gefühle auszusteigen.

■ Entspannung fürs Ohr
Seite 94

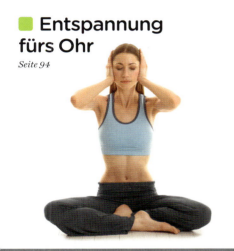

■ Entspannung für den Kiefer
Seite 95

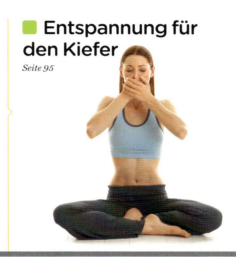

■ Schläfenmassage

Bleib sitzen und drücke Zeige- und Mittelfinger beider Hände sanft zwischen den Augenbrauen gegen die Stirn. Halte diese Position ein paar Atemzüge lang. Streiche mit sanftem Druck erst nach oben bis zum Haaransatz, dann über die Schläfen nach unten und wieder nach oben. Halte die Finger 3 lange, tiefe Atemzüge lang dort. Wiederhole die Massage 3-mal.

TIPP VON Tara

WASSER MARSCH!

Kopfschmerzen kommen häufig daher, dass wir dehydriert sind. Natürlich kann man dagegen Tabletten einwerfen, aber vielleicht ist es die bessere Option, einfach genügend zu trinken! Für eine Studie baten niederländische Wissenschaftler Kopfschmerzpatienten, über zwölf Wochen hinweg mehr Wasser zu trinken – mit dem Ergebnis, dass die Kopfschmerzen an Dauer und Heftigkeit nachließen. Das Plus an Wasseraufnahme, 1,5 Liter, entspricht lediglich sechs normalen Wassergläsern! Behalte daher bei der Arbeit am besten immer eine Wasserflasche oder ein gefülltes Glas in Reichweite, um Flüssigkeitsmangel gar nicht erst entstehen zu lassen.

Gegen Herzerkrankungen

Herz-Kreislauf-Erkrankungen sind weltweit die häufigste Todesursache, weit vor sämtlichen Krebsarten. Klingt erschreckend, oder? Zum Glück kann Yoga dabei helfen, dieser Volkskrankheit vorzubeugen. Zahlreiche Studien haben die positive Auswirkung von Yoga auf das Körpergewicht (siehe Kapitel 4), auf den Blutdruck und den Cholesterinspiegel nachgewiesen – alles Faktoren, die häufig im Zusammenhang mit Herz-Kreislauf-Erkrankungen genannt werden. Yogaanhänger zeigen laut einer Studie (veröffentlicht 2009 im *International Journal of Medical Engineering and Informatics*) außerdem eine gesteigerte Herzfrequenzvariabilität, die auf ein gesundes Herz hindeutet.

Wenn du beim Yoga deinen Atem nutzt, um den Körper zu kräftigen und Anspannung abzubauen, versorgst du deinen Körper mit reichlich Sauerstoff und tust eine Menge dafür, dass dein Herz gesund bleibt. Und laut Untersuchungen der Yale School of Medicine senken Leute, die dreimal pro Woche Yoga machen und meditieren, ihren Blutdruck, ihren Puls und ihr Risiko für Herz-Kreislauf-Erkrankungen. Übe diese Folge zweimal pro Woche, um dein Herz zu schützen.

Das Programm

Übe die Asanas in Folge und halte jede Position 10 tiefe Atemzüge lang (falls nicht anders angegeben).

■ Stuhl
Seite 71

mit Feueratem
Seite 25

Der Feueratem sorgt für Wärme und bringt das Herz auf Touren, der Stuhl beansprucht gleichzeitig alle deine Muskeln.

Gehe in den Stuhl und beschleunige deine Atemzüge, bis du die Luft schnell ein- und auspumpst. Halte diese Atmung 30 Sekunden lang, richte dich zum Stehen auf und wiederhol das Ganze 3-mal. Falls dir 30 Sekunden schwerfallen, fang mit kürzeren Zeitspannen an.

■ Aufrechter Sitz,
Arme in V-Haltung
Seite 80

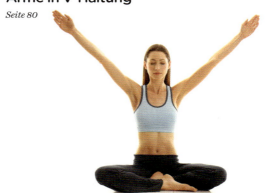

🟩 Tiefer Ausfallschritt
Seite 56

Übe erst zur einen,
dann zur anderen Seite.

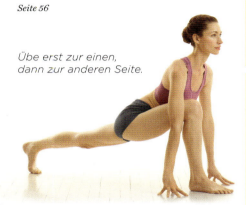

🟩 Taube
Seite 100

Übe erst zur einen,
dann zur anderen Seite.

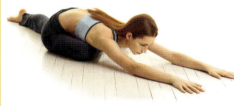

🟩 Aufrechter Sitz
Seite 79

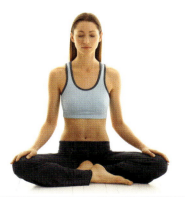

TIPP VON
Tara

AM BEWUSST-SEIN ARBEITEN

Es ist ein Unterschied, ob du dich forderst oder ob du dir zu viel Druck machst. Durch Yoga entwickelt sich das Bewusstsein dafür, wie du mit deinem Körper und deinem Geist umgehst, und zwar sowohl auf der Matte als auch außerhalb. Dieses Bewusstsein ist weit wichtiger als die Frage, wie perfekt du die Asanas zu einem bestimmten Zeitpunkt meisterst.

Gegen Unfruchtbarkeit

Eine Schwangerschaft kann eine Überraschung sein, die Folge sorgfältiger Planung oder das Ergebnis eines langen und frustrierenden Prozesses. Bei dem Problem der Unfruchtbarkeit spielen viele Faktoren zusammen, und nicht alle lassen sich logisch oder medizinisch beeinflussen. Bisher wurde noch nicht intensiv erforscht, wie Yoga und Fruchtbarkeit zusammenhängen. Aber weil Yoga nachweislich Stress und Sorgen reduzieren kann, ist es bereits seit Jahren Bestandteil eines Programms für verbesserte Fruchtbarkeit, das der Arzt und Wissenschaftler Herbert Benson am Massachusetts General Hospital in Boston durchführt. Eine Studie untersuchte den Erfolg »

Das Programm

Übe die Asanas in Folge und halte jede Position 15 tiefe Atemzüge lang.

■ Tiefer Ausfallschritt
Seite 56

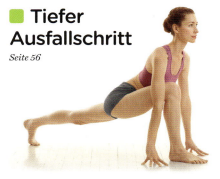

■ Tiefer Ausfallschritt mit Unterarmstütz (Eidechse)
Seite 59

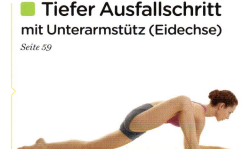

■ Herabschauender Hund
Seite 46

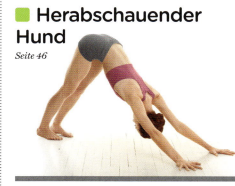

■ Dreibeiniger Hund
Seite 48

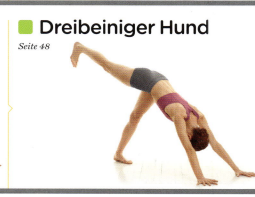

■ Vorbeuge im Stehen mit Nackengriff
Seite 41

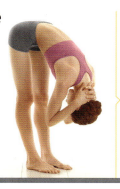

■ Tiefe Hocke
Seite 44

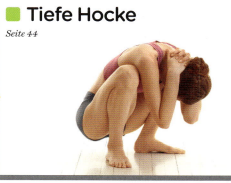

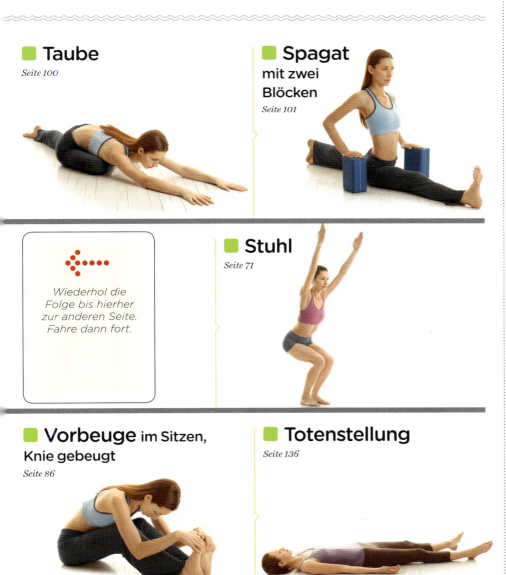

■ **Taube**
Seite 100

■ **Spagat** mit zwei Blöcken
Seite 101

Wiederhol die Folge bis hierher zur anderen Seite. Fahre dann fort.

■ **Stuhl**
Seite 71

■ **Vorbeuge** im Sitzen, Knie gebeugt
Seite 86

■ **Totenstellung**
Seite 136

» eines ganz ähnlichen Programms, an dem Frauen teilnahmen, die seit ein bis zwei Jahren erfolglos versuchten, schwanger zu werden. Von diesen Frauen wurden 55 Prozent schwanger, und fast die Hälfte von ihnen ohne medizintechnische Unterstützung wie beispielsweise In-vitro-Fertilisation (IVF). Das Programm umfasste neben Yoga auch Fantasiereisen, Atemübungen und Gruppentherapie, aber die Forscher schrieben den Erfolg zumindest teilweise den stressreduzierenden Wirkungen des Yoga zu.

Falls du versuchst, schwanger zu werden, dann übe dieses Programm zwei- bis dreimal pro Woche, um deinen Körper bestmöglich zu unterstützen.

Gegen Jetlag

Wenn du dich nach einem Langstreckenflug erschöpft und kraftlos fühlst, kann Yoga helfen. Wissenschaftler der Northwestern University und der University of California in San Francisco nahmen Muskelproben von Testpersonen, die zuvor ein Krafttraining absolviert hatten. Sie stellten darin Veränderungen der Proteine fest, die am Schlaf-wach-Rhythmus beteiligt sind. Die Forscher schlossen daraus, dass Kraftübungen wie die anspruchsvollen Haltungen in diesem Programm dem Körper dabei helfen können, sich an eine Zeitumstellung anzupassen.

Stell dich am Reiseziel umgehend auf die Matte und übe dieses Programm.

Das Programm

Übe die Asanas in Folge und halte jede Position 5 tiefe Atemzüge lang (falls nicht anders angegeben).

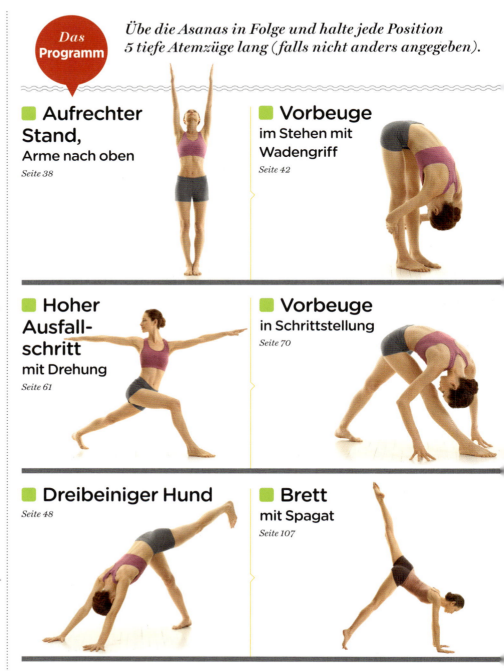

Aufrechter Stand,
Arme nach oben
Seite 38

Vorbeuge
im Stehen mit Wadengriff
Seite 42

Hoher Ausfallschritt
mit Drehung
Seite 61

Vorbeuge
in Schrittstellung
Seite 70

Dreibeiniger Hund
Seite 48

Brett
mit Spagat
Seite 107

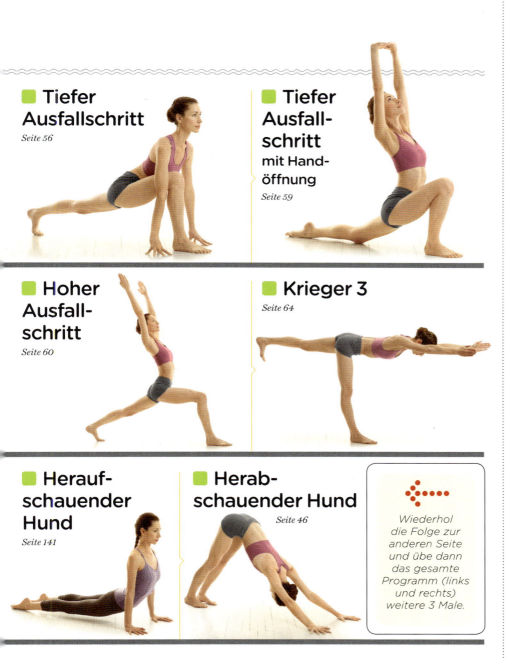

- **Tiefer Ausfallschritt**
  Seite 56

- **Tiefer Ausfallschritt** mit Handöffnung
  Seite 59

- **Hoher Ausfallschritt**
  Seite 60

- **Krieger 3**
  Seite 64

- **Heraufschauender Hund**
  Seite 141

- **Herabschauender Hund**
  Seite 46

Wiederhol die Folge zur anderen Seite und übe dann das gesamte Programm (links und rechts) weitere 3 Male.

In der Schwangerschaft

Ich werde oft gefragt, ob man eigentlich während der Schwangerschaft Yoga machen darf. Die Antwort: Schwangere fragen am besten ihren Arzt, bevor sie eine neue Sportart beginnen, und sie sollten nichts tun, wobei sie sich nicht hundertprozentig wohlfühlen. Abgesehen davon ist inzwischen erwiesen, dass Yoga während der Schwangerschaft nicht nur nicht schadet, sondern Baby und Mutter sogar guttut. Eine Studie (veröffentlicht im Journal *Alternative and Complementary Therapies*) teilte 335 schwangere Frauen in zwei Gruppen ein. Die eine machte regelmäßig Yoga, die andere ging zweimal täglich jeweils 30 Minuten spazieren. In der Yogagruppe wurden weniger untergewichtige Babys geboren. Außerdem kam es in dieser Gruppe weniger häufig zu vorzeitigen Wehen und Geburtskomplikationen.

Wer mithilfe von Yoga bewusst atmet und auf seinen Körper hört, kann auch die Sorgen, Anspannungen und Ängste reduzieren, die oft mit einer Schwangerschaft verbunden sind. Wenn nämlich der Körper Schmerz oder Angst registriert – was unter der Geburt ja keineswegs ungewöhnlich ist –, produziert er Adrenalin, um sich auf Flucht oder Kampf vorzubereiten. Die anderen Körperfunktionen werden dabei heruntergefahren – in diesem Fall zum Beispiel die Produktion der Wehen auslösenden Hormone. Die Folge: »

Das Programm

Übe die Asanas in Folge und halte jede Position 5 tiefe Atemzüge lang (falls nicht anders angegeben).

▪ Stuhl-Meditation

Setz dich auf einen Stuhl, stell beide Füße auf den Boden und richte die Wirbelsäule gerade auf. Lass die Schultern entspannt nach unten sinken. Leg die Hände in den Schoß, schließ die Augen und folge ein paar Minuten lang einfach deinem Atem. Gib bei jedem Einatmen Gewicht aus deinem Körper ab, und entspann dich mit jedem Ausatmen etwas mehr. Drück dich mit den Händen vorsichtig vom Stuhlsitz hoch und komm zum Stehen.

▪ Gestreckter seitlicher Winkel
mit Block
Seite 68

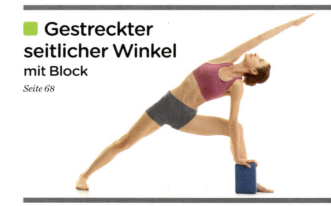

▪ Beinwiege
im Sitzen
Seite 90

Zieh erst das eine, dann das andere Bein zur Brust.

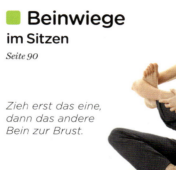

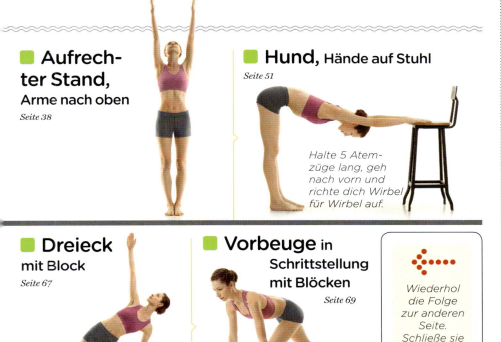

- **Aufrechter Stand,** Arme nach oben
Seite 38

- **Hund,** Hände auf Stuhl
Seite 51

Halte 5 Atemzüge lang, geh nach vorn und richte dich Wirbel für Wirbel auf.

- **Dreieck** mit Block
Seite 67

- **Vorbeuge** in Schrittstellung mit Blöcken
Seite 69

Wiederhol die Folge zur anderen Seite. Schließe sie dann mit der Beinwiege im Sitzen ab.

TIPP VON Tara

YOGA MIT BABYBAUCH

Oft wird Frauen, die in der Schwangerschaft mit dem Yoga anfangen wollen, empfohlen, auf jeden Fall einen Schwangerenyogakurs zu machen. Wer allerdings schon vorher regelmäßig Yoga praktiziert hat, kann damit weitermachen. Während des ersten Schwangerschaftstrimesters sollte das Training sanft sein, um das Einnisten nicht zu stören. Ab dem zweiten Trimester können die meisten Frauen normal weitermachen. Im dritten Trimester helfen ein Stuhl oder die Wand oft, das Gleichgewicht zu halten. Asanas in Rückenlage sind dann nach Meinung mancher Yogalehrer nicht mehr empfehlenswert.

» eine langwierige, schwierige Entbindung. Auch hier kann Yoga helfen. 2009 wurde an der University of Minnesota eine Studie durchgeführt, bei der sich zeigte, dass Yoga bei Schwangeren schmerzlindernd und stressreduzierend wirkte. Und eine Untersuchung aus dem Jahr 2008 (veröffentlicht in der Zeitschrift *Complementary Therapies in Clinical Practice*) ergab, dass Frauen, die Yoga praktizierten, weniger Schmerzen und eine im Schnitt kürzere Entbindung hatten. Übe dieses Programm zweimal pro Woche, um dir die Unannehmlichkeiten der Schwangerschaft zu erleichtern und außerdem deinen Körper auf eine leichtere Entbindung vorzubereiten.

Gegen Schwindel

Schwindelgefühle sind eines der am weitesten verbreiteten Gesundheitsprobleme. Rund ein Drittel der Bevölkerung hat damit hin und wieder zu kämpfen; Frauen häufiger als Männer und Ältere häufiger als Junge. Mitunter löst schon die kleinste Bewegung das Gefühl, dass sich im Kopf alles dreht, sowie Übelkeit aus. Schwindel kann viele Ursachen haben. Zu den häufigsten zählen schlechte Durchblutung, Infektionen, Allergien und neurologische Erkrankungen. Bisher hat sich die Wissenschaft noch nicht mit den Auswirkungen von Yoga auf Schwindelgefühle beschäftigt, sehr wohl aber damit, wie Chemotherapiepatienten von Yoga profitieren. Da schwere Übelkeit zu den häufigen »

Das Programm

Übe die Asanas in Folge und halte jede Position 10 tiefe Atemzüge lang.

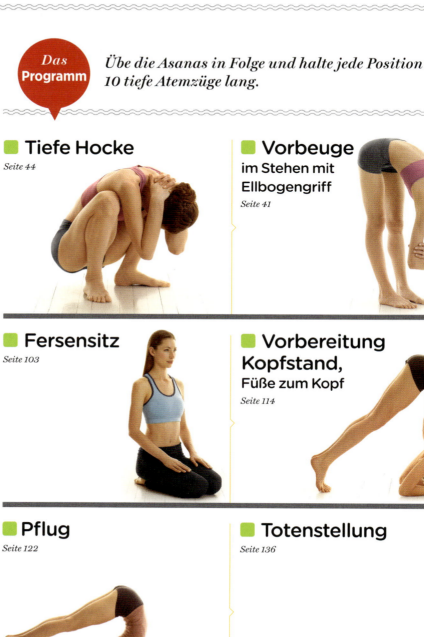

■ **Tiefe Hocke**
Seite 44

■ **Vorbeuge** im Stehen mit Ellbogengriff
Seite 41

■ **Fersensitz**
Seite 103

■ **Vorbereitung Kopfstand,** Füße zum Kopf
Seite 114

■ **Pflug**
Seite 122

■ **Totenstellung**
Seite 136

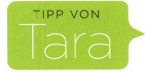

LASS ES VORÜBERGEHEN

Stress dich nicht! Wenn dir beim Yoga schwindlig wird, dann mach nicht um jeden Preis weiter. Warte ruhig atmend im Fersensitz ab, bis der Anfall vorüber ist. Dich in Geduld zu üben und auf den Körper zu hören bringt dir genauso viel wie die physischen Haltungen.

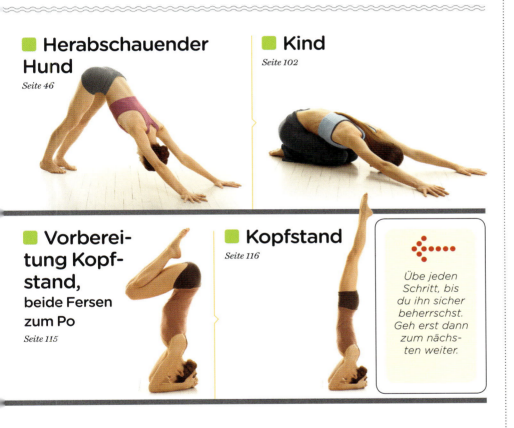

■ Herabschauender Hund
Seite 46

■ Kind
Seite 102

■ Vorbereitung Kopfstand, beide Fersen zum Po
Seite 115

■ Kopfstand
Seite 116

Übe jeden Schritt, bis du ihn sicher beherrschst. Geh erst dann zum nächsten weiter.

» Nebenwirkungen dieser Behandlungen gehört, aber auch bei Schwindel auftritt, lassen sich manche dieser Ergebnisse übertragen. 2007 wurde eine Studie im *European Journal of Cancer Care* veröffentlicht, für die Wissenschaftler Krebspatienten in zwei Gruppen aufteilten. Die eine Gruppe machte während der Chemotherapie Yoga, die andere Gesprächstherapie. Am Ende der Testphase berichtete die Yogagruppe über weniger häufige und weniger heftige Übelkeitsanfälle als die Therapiegruppe.

Yoga hilft gegen Schwindel, weil es für klaren Fokus sorgt, Ängste reduziert und das Nervensystem stimuliert. Hier wird das dadurch erreicht, dass der Körper an Kopfüber-Haltungen gewöhnt wird. Übe dieses Programm dreimal pro Woche.

HILFE DURCH *Yoga*

Lindsay Mannering

DAS PROBLEM: SCHWINDELGEFÜHLE

„Wag dich aus deiner Komfortzone heraus. Dabei wird sie jedes Mal ein Stückchen größer, bis du plötzlich Dinge machst, von denen du nie geglaubt hättest, dass du dazu fähig bist."

Lindsay litt schon beim Schulsport unter Schwindelanfällen. „Mir wurde oft schwummrig, und ich musste mich hinsetzen", erzählt die 28-jährige Vertriebsleiterin.

„Leider kann ich mich heute nicht jedes Mal einfach auf einen Stuhl sinken lassen." Der Schwindel tritt bei ihr aus heiterem Himmel auf: während eines Meetings, im Aufzug oder beim Mittagessen. Manchmal vergehen Tage zwischen den Anfällen; zu anderen Zeiten fühlt sich Lindsay ständig schwindlig. „Das erschwert den Alltag ganz erheblich."

Nachdem ihre Ärztin keinerlei medizinische Ursachen ausmachen konnte, empfahl Lindsays Schwester Yoga. „Anfangs fing sich jedes Mal alles an zu drehen", erzählt Lindsay. „Wenn mein Herz höher war als mein Kopf, ging gar nichts mehr." Aber nach einigen Wochen lernte Lindsay, nicht mehr gegen ihren Körper anzukämpfen. „Ich kann jetzt einfach warten, bis die Symptome vorübergehen. Beim Yoga habe ich gelernt, meine Komfortzone zu verlassen, und ich weiß daher, dass es nicht schlimm ist, wenn ich mich ein bisschen schwindlig fühle." Kopfüber-Haltungen sind für Lindsay immer noch eine Herausforderung, aber: „Je mehr ich übe, desto seltener wird mir schwindlig." Und das gilt genauso für das Leben außerhalb der Matte!

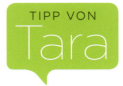

TIPP VON Tara

EINS MIT DEM KÖRPER

Wir verschwenden in der Regel viel zu viel Zeit damit, gegen unseren Körper anzukämpfen. Das stresst, und Stress führt zu gesundheitlichen Problemen. Yoga lehrt, wie wir uns im Einklang mit unserem Körper bewegen, um Stress zu vermeiden und gesund zu bleiben.

ANHANG

Vielleicht hast du nun dieses Buch komplett gelesen. Vielleicht hast du dabei festgestellt, dass schon täglich 15 Minuten Yoga das Leben ganz schön verändern können. Und vielleicht fallen dir inzwischen die Sonderangebote für Yogabekleidung ins Auge. Oder du überlegst, einen Yogakurs in einem Studio zu belegen, um beim Üben unter Menschen zu kommen. Vielleicht hast du auch das Gefühl, die persönliche Betreuung durch eine Yogalehrerin zu brauchen, um noch mehr von den Asanas zu profitieren. Die notwendigen Infos dazu findest du in den Umschlagklappen: worauf es bei Yoga-Equipment ankommt, wie man am besten bei der Kurssuche vorgeht, welche Yogaform die richtige für dich ist und wie du Yoga richtig nutzt, um deine Ziele zu erreichen.

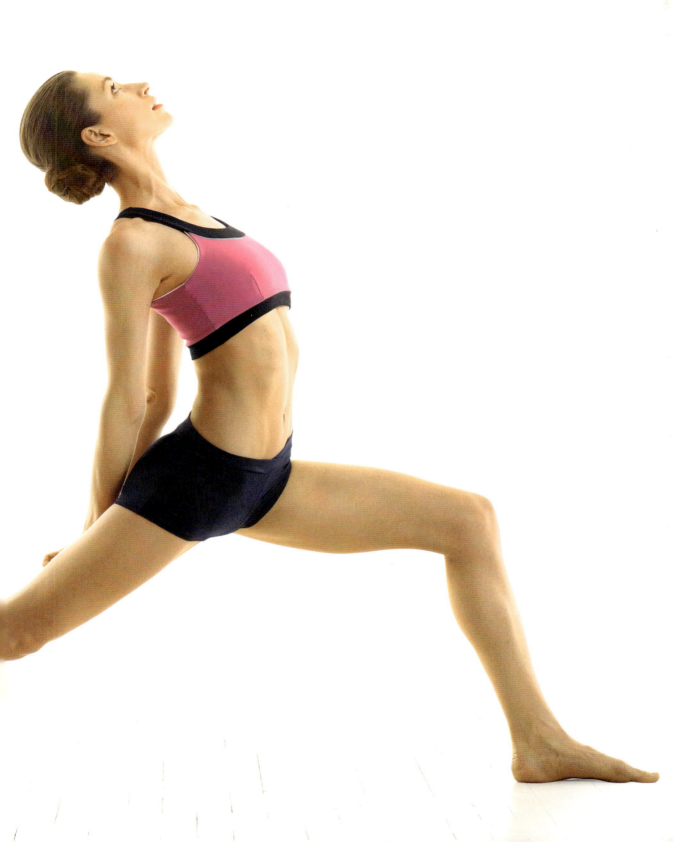

Register

A

Abnehmen 13 f., 154–159
Achtsamkeit 13 ff., 33, 36, 158 f.,
  195, 229, 237
Adrenalin 157, 256
Akne 223
Allergien (Programm) 238 f.
Ängste (Programm) 180 f.
Armgestützte Haltungen 104–111
Asanas. *Siehe* (einzelne) Haltungen
Ashtanga-Yoga 13
Atem 12 f., 15, 17, 21, 22–29, 31, 79, 83,
  87, 94, 137, 146, 161, 171, 173, 175, 179,
  194, 203, 210, 223, 225, 238, 250, 253
Atemkontrolle 22
Atemtechniken 22–25
    Nasenatmung 23
Aufrechter Sitz 79
    - Arme in V-Haltung 80
    - Arme zur Seite 81
    - mit Block 80
    - mit Brustöffnung 82
    - mit Drehung 83
    - mit Handöffnung 81
    - mit Partner 146 f.
Aufrechter Stand (Berg) 37
    - Arme nach oben 38
    - Knie angezogen 74
    - mit Handöffnung 39
Ausdauer 206 f.
Ausdauer (Programm) 212 f.
Aushängen in der Hocke 45
Ausrichtung 21, 30–33, 35 f.

B

Bauchfett 157
Baum 72
Beckenboden 17, 200

Bein- und Armlift mit Block 134
Beindehnung 135
Beine an der Wand 124
Beine senken mit Block 133
Beinwiege im Liegen 136
Beinwiege im Sitzen 90
Beweglichkeit 16, 83, 138, 206 f.
Beweglichkeit (Programm) 210 f.
Bikram-Yoga 13
Blasebalg-Atmung 24
Blutdruck 12, 22 f., 179, 237, 250
Bogen 141
Boot, Beine gebeugt 92
Boot mit Drehung 92
Brett 105
Brett mit Spagat 107

C

Chemotherapie 258 f.
Cholesterin 250
Core 93, 113, 119, 168 f.
Cortisol 157 ff., 237

D

Depressionen 179, 182 f., 237
Depressive Stimmung
  (Programm) 182 f.
Diabetes 15, 237
Diät 156, 159, 175 *Siehe auch*
  Abnehmen
Doppelte Taube 98
Drehung mit Partner 148
Drei Affen 94 f.
Dreibeiniger Hund 48
Dreieck 66
    - mit Block 67
    - gedrehtes 7

E

Entspannung 23, 25, 94 f., 171, 178, 181, 188, 238, 242, 244
- für den Kiefer 95
- fürs Auge 94
- fürs Ohr 94
Entspannung (Programm) 188 f.
Entzündungen 15
Ernährung 158, 223 *Siehe auch* Essverhalten
Erregung 17, 195 f., 200
Essverhalten 13 f.

F

Fatburner (Programm) 162 f.
Fäuste zueinander 54
Fersensitz 103
Feueratem 25
Fitness 204–219
Fokus 7, 15, 31, 79, 104, 119, 163, 175, 181 f., 186, 203, 208 f., 214, 259
Functional Fitness 207
Füße hoch mit Block 132

G

GABA 12
Gebundener Winkel im Liegen 131
Gedächtnis (Programm) 186 f.
Gedanken beruhigen 29
Gedrehte Hocke 45
- Arme gebunden 45
Gedrehter Adler mit Partner 152
Gedrehter Halbmond 76
Gedrehter seitlicher Winkel 69
Gedrehtes Dreieck 66
Gehirnleistung 12, 27, 223
Gekreuzte Knie 130
Gelassenheit 179–191, 222, 231
Gestreckter seitlicher Winkel 68
- mit Block 68

Gesundheit 17, 23, 178 f., 234–261
Gewicht. *Siehe* Abnehmen
Gleichgewichtssinn 168, 186, 207 f.
Gleichgewichtssinn (Programm) 208 f.
Glückliches Baby 130
Grätsche 87
- mit Drehung 88
- mit Partner 150

H

Halbe Krähe 110
Halber Drehsitz 91
Halber Liegestütz 106
Halbes Glückliches Baby 129
Halbmond 76
Halbmond, Knie angezogen 77
Haltungen mit Partner 146–153
Hand-Fuß-Haltung mit Drehung 73
Hand-Fuß-Stand 43
Hand-Zeh-Haltung 74
Hand-Zeh-Haltung zur Seite 75
Handgelenksdehnung 55
Handstand 120, 227
- Übungsfolge 117–121
- an der Wand 119
Haut 231, 240–241
Haut, glatte (Programm) 230 f.
Haut, reine (Programm) 224 f.
Haut, rosige (Programm) 228 f.
Heldensitz 96
- mit Drehung 97
Herabschauender Hund 46 f.
Heraufschauender Hund 141
Herz-Kreislauf-Erkrankungen 15, 17, 250
Herzerkrankungen (Programm) 250 f.
Herzrhythmus 179
Hoher Ausfallschritt 60
- mit Drehung 61

- mit Drehung und Hand am Boden 61
Hund, Bein zur Decke 49
- und Hüftöffnung 50
- und Unterarmstütz 50
Hund, Bein zur Seite 48
Hund, Hände auf Stuhl 51

I

Interleukin-6 15

J

Jetlag (Programm) 254 f.

K

Karpaltunnelsyndrom (Programm) 242 f.
Kater (Programm) 246 f.
Katze 139
Kernmuskulatur. *Siehe* Core
Kind 102
- mit Drehung 103
Knie gekreuzt 111
Knie zur Brust 134
Knie zur Stirn 111
Kniekreisen vor der Brust 128
Kniewiege 131
Kompass 99
Kopfschmerzen (Programm) 248 f.
Kopfstand 116
- Übungsfolge 113–116
Körperwahrnehmung 15 f., 194 f.
Kraft 16, 32, 36, 112, 138, 168, 170, 175, 206 f., 214–217, 224 f., 227, 254
Kraft (Programm) 214–217
Krähe 108 f.
Krähe zur Seite 110
Krieger 62–65
Krieger 1 62
- mit Schulterdehnung 63

Krieger 2 63
Krieger 3 64
   - Finger am Boden 64
   - Hände am Schienbein 65
Krokodil 135
Kuh 140
Kuhgesicht 98
   - mit Partner 151
Kundalini-Yoga 25, 27, 33

L

Lampenfieber 179
Laufen 207
Liegehaltungen 126–137
Liegendes V 126 f.
   - mit Drehung 128
Lust und Erregung
   (Programm) 196 f.

M

Mantra 27
Massage
   - Totenstellung
     mit Nackenmassage 153
   - Totenstellung
     mit Schläfenmassage 153
Meditation 7, 9, 15, 21, 24–29,
   79, 179, 183 f., 186 f., 222 f.,
   229, 237 f., 244
Gedächtnis-Meditation 187
Meditationshaltungen
   28 f., 79 ff.
   - Aufrechter Sitz 79
   - Aufrechter Sitz,
     Arme in V-Haltung 80
   - Aufrechter Sitz,
     Arme zur Seite 81
   - Aufrechter Sitz
     mit Block 80
Meditation im Sitzen 28
   - Arme seitlich aus-
     gestreckt 29
   - Arme in V-Haltung 28

Metabolismus 160, 164
   Siehe auch Stoffwechsel
Metabolismus-Booster
   (Programm) 164 f.
Muskelaufbau: Oberkörper
   (Programm) 172 f.
Muskelaufbau: Unterkörper
   (Programm) 170 f.
Muskelkater 209
Muskellockerung
   Oberschenkelrückseite 129
Muskeltraining: Bauch
   (Programm) 168 f.
Muskeltraining: Ganzer Körper
   (Programm) 166 f.

O

Ordnung 189
Orgasmus 16 f.
Orgasmus (Programm) 200 f.

P

Partner, Haltungen mit
   146–153
Partnerverbindung stärken
   (Programm) 198 f.
Pflug 122 ff., 244
Pranayama 207
Psychodermatologie 223

R

Reizdarmsyndrom 244
Relaxation Response 23
Rosige Haut
   (Programm) 228 f.
Rückbeuge im Stehen 39
Rückbeugen 138–145
Rückenschaukel 93
Rückenschmerzen
   (Programm) 240 f.

S

Schlaf 15, 25, 27, 161,
   179 f., 184 f., 190 f., 228,
   233, 237, 254
Schlaf (Programm) 184 f.
Schlankheit. *Siehe*
   Abnehmen
Schmerzen 179, 209, 218,
   237, 240, 242, 248, 257
Entbindung 257
Schmerzempfinden 179
Schmetterling mit
   Partner 148
Schönheit 220–233
Schulterbrücke 144
   - Hände verschränkt 144
   - mit Block 145
   - mit zwei Blöcken 145
Schulterstand 124
Schwangerschaft
   (Programm) 256
Schwindel 246, 260 f.
Schwindel
   (Programm) 258 f.
Schwitzen 13, 162, 170, 224 f.
Seitbeuge im Sitzen 82
Seitbeuge im Stehen 38
Seitstütz 106
Selbstbewusstsein 8, 227
Selbstvertrauen
   (Programm) 226 f.
Sex 12, 16 f., 194 ff., 200–203
Sitzhaltungen 78–103
Sockenschieber 113
Spagat im Stehen 72
Spagat mit Block 100
Spagat mit zwei Blöcken 101
Sphinx 140
Sportverletzungen 209, 218
Standhaltungen 36–77
Stimmung 12 f., 182, 196, 237 f.
Stoffwechsel 158–161, 164
Stoffwechsel wecken
   (Programm) 160 f.

Stress 6 f., 14 f., 17, 21, 23 f., 156 f., 159, 174 f., 178 ff., 182, 190 f., 196 f., 199 f., 214, 222 f., 228, 230 f., 233, 238, 244, 248, 252 f., 257, 259, 261
- und Körperreaktionen 14 f.
- und Essverhalten 13 f., 157 ff.
- und Gewicht 178 f.
Stretching 211
Stuhl 71

T

Tänzer 75
Taube 100
Testosteron 157
Tic, nervöser 231
Tiefe Hocke 44
Tiefer Ausfallschritt 56 f.
- Hände auf vorderem Knie 58
- mit Drehung und Hüftgriff 58
- mit Fersensitz 60
- mit Handöffnung 59
- mit Unterarmstütz (Eidechse) 59
Tisch 142 f.
Totenstellung 136 f.
- mit Blöcken 137
- mit Nackenmassage 153
- mit Partner 152
- mit Schläfenmassage 153
Trinken 249

U

Übungsausführung. *Siehe* Ausrichtung
Umgekehrter Krieger 65
Umkehrhaltungen 104–125
Unfruchtbarkeit (Programm) 252 f.
Unterarmstand 118
- Bein gehoben 118
- Vorübung 117
Unterarmstütz 107

V

Verdauung (Programm) 244 f.
Verschränkte Arme 95
Vierfüßlerstand mit Handheben 52 f.
Vinyasa-Yoga 13
Vollatmung 24
Vom Spagat im Stehen in die Hocke 73
Vorbereitung Kompass 99
Vorbereitung Kopfstand,
- beide Fersen zum Po 115
- Beine gehoben 115
- Ferse zum Po 114
- Füße zum Kopf 114
Vorbeuge im Schneidersitz 89
Vorbeuge im Sitzen 84
- Bein angewinkelt 89
- Beine geöffnet 88
- Knie gebeugt 86
- runder Rücken 86
Vorbeuge im Stehen 40
- mit Ellbogengriff 41
- mit Nackengriff 41
- mit Seitöffnung 42
- mit Wadengriff 42
Vorbeuge in Schrittstellung 70
- mit Blöcken 69
Vorbeuge mit Rückenpresse 151
Vorsätze 159
Vorübung Unterarmstand 117

W

Wechselatmung 25

Y

Yoga- High 12, 17–33
Yogastile 13, 207
- Ashtanga-Yoga 13
- Bikram-Yoga 13
- Kundalini-Yoga 25, 27, 33
- Vinyasa-Yoga 13

Z

Zeit 179
Ziele 6, 17, 27, 159, 163, 180, 236, 263
Zurücklehnen mit Partner 149

Danksagung

Es gibt unzählige Menschen, denen ich dankbar bin, weil sie mich inspiriert und mir geholfen haben, zu dem Punkt in meinem Leben zu kommen, an dem dieses Buch möglich wurde. Sie alle haben – durch Ermutigung, Entmutigung oder sonstige Impulse – dazu beigetragen, dass ich heute nicht nur selbst Yoga mache und ein bewusstes Lebens führe, sondern beides auch weitergeben kann.

Danke an die Ausnahmelektorin Leah Flickinger für ihre konzentrierte Arbeit und Begleitung. Danke an Michele Promaulayko, Steve Perrine, Dave Zinczenko, Debbie McHugh, Beth Bischoff, George Karabotsos, Mike Smith, Thea Palad, Michiko Boorberg, Lauren Saldutti, Beth Bazar, Erana Bumbardatore, Sarah Rozen, Erin Williams, Chris Krogermeier, Brooke Myers, Sara Cox, Jayme Lynes, Jay Ehrlich, Julie Stewart und Jen Ator: Ohne diese Menschen würde dieses Buch nicht existieren.

Danke an Liezl Panlilio, Namrata Tripathi, Verena von Pfetten, Lindsay Mannering, Fernanda Hess, Tiffany West, Galiya Khabibullina und Kate Creeden Neckel dafür, dass sie mir Inspiration, Zeit, Energie und Geschichten geschenkt haben, um dieses Projekt zu verwirklichen. Danke an alle, die entweder bei Strala Yoga, New York, oder über Podcasts oder andere Medien mit mir Yoga machen: Dank eurer Unterstützung und Ermutigung kann ich das tun, was ich tue.

Danke an Ms Zima, deren anmutige Achtsamkeit mich angespornt hat, ein besserer Mensch zu werden. Danke an Rory Foster, der meine Neigung zum Yoga erkannt und gefördert hat. Danke an Jane Fonda – weil sie einfach großartig ist! Danke an Piper Kerman und Larry Smith, die mich wiedergefunden haben. Danke an Ed und Deb Shapiro, meine spirituellen Paten. Danke an Deepak Chopra für die Freundschaft, die mir immer wieder dabei hilft, auf mich selbst zu vertrauen. Danke an Will Hobbs, weil er nicht nur an mich glaubt, sondern auch andere davon überzeugt. Danke an Mom, Dad, Chad und die ganze restliche Familie, die mich ertragen und mir den gesunden Menschenverstand mitgegeben haben. Ein besonderes Dankeschön geht an Kristin Dollard, die mich als bloggendes, tanzendes Exmodel zu Rodale gebracht hat.

Und dir, Michael, danke – weil du da bist.

Impressum

1. Auflage 2015

© der deutschen Erstausgabe 2015 by Südwest Verlag, einem Unternehmen der Verlagsgruppe Random House GmbH, 81673 München

© der amerikanischen Erstausgabe 2010 by Rodale Inc.

Die amerikanische Erstausgabe erschien 2010 unter dem Titel *Slim Calm Sexy Yoga*.

Alle Rechte vorbehalten. Vollständige oder auszugsweise Reproduktion, gleich welcher Form (Fotokopie, Mikrofilm, elektronische Datenverarbeitung oder durch andere Verfahren), Vervielfältigung, Weitergabe von Vervielfältigungen nur mit schriftlicher Genehmigung des Verlags.

Hinweis: Das vorliegende Buch ist sorgfältig erarbeitet worden. Dennoch erfolgen alle Angaben ohne Gewähr. Weder Autorin noch Verlag können für eventuelle Nachteile oder Schäden, die aus den im Buch gegebenen Hinweisen resultieren, eine Haftung übernehmen.

Die Verlagsgruppe Random House weist ausdrücklich darauf hin, dass bei Links im Buch zum Zeitpunkt der Linksetzung keine illegalen Inhalte auf den verlinkten Seiten erkennbar waren. Auf die aktuelle und zukünftige Gestaltung, die Inhalte oder die Urheberschaft der verlinkten Seiten hat der Verlag keinerlei Einfluss. Deshalb distanziert sich die Verlagsgruppe hiermit ausdrücklich von allen Inhalten der verlinkten Seiten, die nach der Linksetzung verändert wurden, und übernimmt für diese keine Haftung.

Redaktionsleitung: Silke Kirsch

Projektleitung: Esther Szolnoki

Übersetzung: Sabine Schlimm

Lektorat: Susanne Schneider

Satz und Produktion: Knipping Werbung GmbH, Berg am Starnberger See

Umschlaggestaltung: zeichenpool, München, unter Verwendung eines Bildes von Beth Bischoff

Buchdesign: Mike Smith mit George Karabotsos, Design Director der amerikanischen *Men's Health* und *Women's Health* Bücher

Fotografie: Beth Bischoff

Druck und Verarbeitung: Druckerei Theiss, St. Stefan im Lavanttal

Printed in Austria

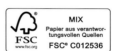

Verlagsgruppe Random House FSC® N001967
Das für dieses Buch verwendete FSC®-zertifizierte Papier *Profimatt* liefert Sappi Ehingen.

ISBN 978-3-517-09325-3

www.suedwest-verlag.de

TOLLER BODY, STRAFFE BEINE, FLACHER BAUCH!

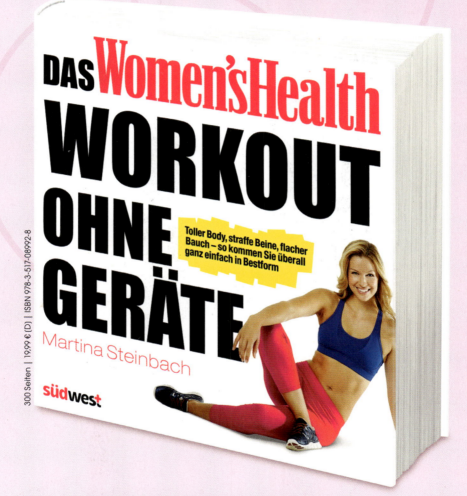

Keine Zeit fürs Fitnessstudio? Keine Lust, sich Hanteln & Co. anzuschaffen? Kein Problem, denn dieses Buch bietet über 260 Übungen für ein effektives Workout mit dem eigenen Körpergewicht. Dazu gibt's das nötige Wissen zu Ernährung und Fatburning. Ganz einfach schlank, straff & sexy!

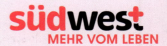

FIT, SEXY UND ENTSPANNT!

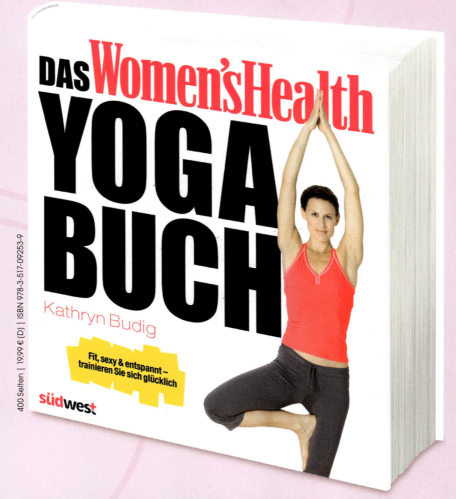

Ein Trainingsbuch für alle, die ihren Kopf freimachen und den Körper formen wollen. Vollgepackt mit allen wichtigen Asanas und Yoga-Stellungen finden sowohl Einsteigerinnen als auch erfahrene Yogini in diesem Buch das richtige Yoga-Workout. So fühlen Sie sich wie neugeboren!

Mehr Infos zu den Büchern finden Sie auf www.suedwest-verlag.de

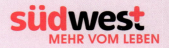

2 HEFTE GRATIS ZUM KENNENLERNEN.

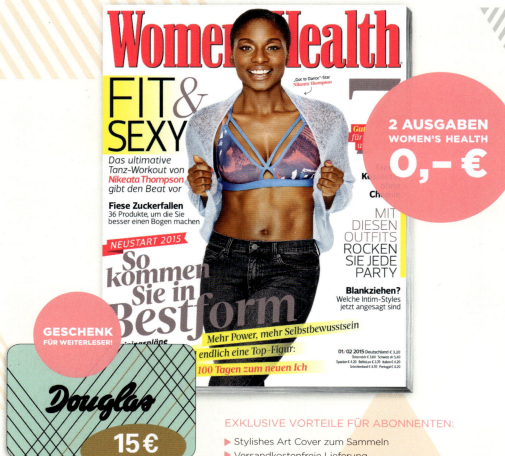

2 AUSGABEN WOMEN'S HEALTH 0,– €

GESCHENK FÜR WEITERLESER!

EXKLUSIVE VORTEILE FÜR ABONNENTEN:
- Stylishes Art Cover zum Sammeln
- Versandkostenfreie Lieferung
- Jede Ausgabe früher im Briefkasten als am Kiosk

ALLE INFORMATIONEN ZUM ANGEBOT:
www.womenshealth.de/probieren

oder anrufen unter: +49 (0)711-320 699 00   Bitte Bestell-Nr. angeben: 129 2105

Women's Health erscheint bei Rodale-Motor-Presse GmbH & Co. KG Verlagsgesellschaft, Leuschnerstraße 1, 70174 Stuttgart; Registergericht Stuttgart HRA 12363. Vertrieb: Belieferung, Betreuung und Inkasso erfolgen durch DPV Deutscher Pressevertrieb GmbH, Nils Oberschelp (Vorsitz), Heino Dührkop, Dr. Michael Rathje, Düsternstraße 1, 20355 Hamburg, als leistender Unternehmer. Handelsregister AG Hamburg, HRB 95752.